KB026376

우리가 몰랐던

백년 건강 동의보감

우리가 몰랐던

백년 건강
동의보감

4대째 이어온 명의 집안의 건강 비법!

한승섭 박사(금산미학한의원 대표원장) · 한혁규 박사(금산미학한의원 원장) 지음

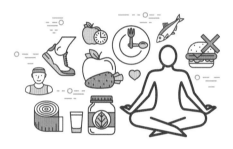

Ĵ 중앙생활사

자연의 섭리를 따라야
건강을 지킨다!

한의학의 기본원리를 가장 간단하게 표현한다면 '인간은 소우주 (小宇宙)요, 자연은 대우주(大宇宙)'라는 것이다. 즉 인간은 자연의 일부라고 말할 수 있다. 따라서 우리 인간은 자연을 떠나서 살 수 없거니와 자연을 멀리하면 할수록 건강과도 그만큼 멀어진다.

건강을 지키려면 자연의 섭리대로 살아야 한다. 그러나 대부분 사람들이 이를 무시하고 공장에서 만들어진 가공식품이나 인스턴트 식품을 즐겨 먹는다. 그로써 화학약품의 독소가 인체에 쌓여 병약자가 될 뿐만 아니라 병의 원인이 되어 고혈압, 중풍, 심장병, 간장병, 당뇨병, 암 등 성인병에 시달리게 된다.

조물주가 인간을 창조할 때 병들어 고통받도록 만들어놓은 것은 아니다. 산과 들에서 자라는 모든 식물을 인간이 이용할 수 있는데 우리가 이것을 제대로 활용하지 못해 병들어 고생하는 것이다.

게다가 현대 의학은 세균성 치료에는 능하지만 음식물 등을 잘못 먹어서 발생하는 내인성 치료에는 속수무책이다. 이러한 현실에서 자연은 유일한 내인성 치료제라고 할 수 있다. 즉 '자연이 가장 훌륭한 의사'다.

산과 들에 있는 천연약품에는 자연의 생명 기운이 함축되어 있어서 사람이 이를 섭취하면 오장육부의 기능을 조절하고 개개의 세포와 세포막을 강건하게 할 뿐만 아니라 모든 질환을 방어할 수 있는 면역기능을 높여줘 만성 질환은 물론 성인병 발생률을 현저히 낮출 수 있다는 사실이 과학적으로 입증되고 있다.

필자는 'MBC 라디오 동의보감'을 진행하면서 이러한 자연 속의 천연약품을 만성 질환과 성인병의 치료와 예방에 응용하는 방법을 널리 알리고자 했다. 산과 들에서 자라는 곡식이나 채소, 과실류나 나무의 잎, 줄기, 뿌리 그리고 꽃 등이 모두 한약재라 해도 지나친 말이 아니기 때문이다.

그래도 미흡하다는 생각이 들어 그동안 'MBC 라디오 동의보감'에서 방송했던 내용을 위주로 하면서 대학 강단이나 각종 건강 세미나 등에서 강연했던 내용을 정리해 책으로 만들게 되었다.

이 책은 우리 주변에서 구하기 쉬운 음식으로 누구나 간단하게 할 수 있는 응급처치는 물론 알수록 재미있는 한방, 사상의학과 민간요법, 한방 기초상식, 내 몸에 좋은 건강식품과 생식, 각종 질병과 증상에 따른 진단과 처방 등을 주요 내용으로 해서 그림과 함께 알기 쉽게 풀어 썼다. 아무쪼록 이 책이 독자들의 건강관리에 조금이라도 보탬이 되었으면 한다.

차례

4장

내 몸에 좋은
건강식품과 생식

5장

이런 증상에는
이런 음식

1장

알수록
재미있는 한방,
사상의학

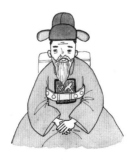

허준의 삶과 동의보감 편찬

16세기 말엽 일어난 임진왜란 때 선조대왕을 끝까지 모셨고 왕명으로 저 유명한《동의보감》을 펴낸 구암 허준의 자는 청원, 본관은 양천이다. 1546년(명종 원년) 군인 가정의 서자로 태어난 허준은 소년기를 경상남도 산청에서 보냈다. 그는 어려서부터 총명하고 영특하기로 소문이 자자했다.

1574년(선조 7년) 의과에 등과하자 그 이듬해 30세로 내의원 의관이 되었다. 그 뒤 왕실 치료에 많은 공을 세웠다. 1591년(선조 24년)에는 의서로는 처음으로 한글로 된《태산집요》와《구급방》을 찬술했다.

이듬해인 1592년에 임진왜란이 돌발하여 선조가 피란

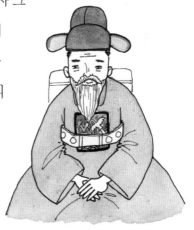

길에 오르자 허준은 평양·의주로 따르며 어의로서 끝까지 호종하여 왕의 용기를 불러일으키는 힘이 되고 고독을 달래는 말벗이 되기도 했다.

1593년 환도는 했으나 전화를 입은 난민과 기근, 역병으로 민생이 도탄에 빠졌으므로 그 구제에 조정은 편할 날이 없었고, 어의들은 속출하는 환자를 처리하느라 여념이 없었다. 이렇게 임진왜란의 여폐는 전국에 곤궁과 불안과 질병을 가져왔고, 또 이것이 짧은 시일에 간단히 해소되지 않았다. 그뿐이 아니다. 우리의 국보급 문화재와 함께 귀중한 서적들이 적에게 무수히 약탈당하고 병화로 소멸되어 당장 써야 할 의서마저 귀하게 되었다.

이때 선조가 특히 백성의 질병을 걱정하여 치료효과를 높일 것을 꾀한 나머지 1596년(선조 29년) 모든 의서를 총정리하여 알기 쉽게 치료체계를 세워 질서 있게 찬술하라고 적임자로 인정된 허준에게 명했다. 허준은 왕명에 따라 내의원 태의들과 함께 내의원에 편국을 설치하고 그것을 주관하는 책임을 맡게 되었다.

그 이듬해 겨우 대강의 편집을 결정했을 때, 왜병의 재침(정유재란)으로 편국이 이산했으므로 일이 중단될 수밖에 없었다. 허준은 왕명을 잊지 않고 난리로 바쁜 중에도 한시도 쉬지 않았다.

1598년(선조 31년) 노량해전으로 임진왜란이 7년 만에 끝나고 안정의 서광이 보이자 "그대 단독으로 의서 찬술을 계속 진행하라"는 왕명이 다시 내려왔고, 허준은 혼자 이를 추진했다.

그 과정에서 허준은 61세이던 1606년(선조 39년) 양평군에 봉해지고 동시에 숭록대부에 올랐으나 "중인 출신에게 당상관 벼슬을 주는 것은 옳지 않다"는 사간원의 반대로 벼슬이 취소되었다. 애초부터 서자 출신인 허준은 그런 고귀한 벼슬은 바라지도 않았으므로 아무 불만 없이 오로지 임금의 넓은 은혜에 감사하며 맡은 일을 추진하는 데 박차를 가했다.

예나 지금이나 인생행로가 반드시 평탄하지만은 않은 것이 상례다. 충성스럽기만 한 허준도 예외는 아니었다. 허준을 아끼고 의서 찬술을 애써 돕던 선조가 의서집성이 반도 되지 않은1608년(선조 41년) 갑작스럽게 병이 나서 미처 치료의 손을 쓸 사이도 없이 57세의 나이로 승하하고 말았다. 허준은 치료를 소홀히 했다는 죄로 일시 파직을 당하고 그 이듬해까지 귀양살이를 해야 했다.

허준은 유배지에서도 종전과 다름없이 오로지 진충보은(盡忠報恩)의 일념으로 의서집성에만 총력을 기울였다. 이 거창한 집성은 2년간 유배지 생활에서 이룬 셈이다.

유배는 2년 후 풀리고 드디어 1610년(광해군 2년), 14년간의 줄기찬 연구와 부단한 노력의 결정으로 25권의 방대한 의서가 완성되었는데 이것이 바로《동의보감》이다.

《동의보감》은 우리나라에서는 물론 일본과 중국에서까지 '한의학의 성전'으로 여겨지며 오늘날까지 4세기에 걸쳐 많이 읽히고 있다. 그 이유는 내용이 정확하고 충실한 것은 물론이거니와 분류·

서열 등 편집 격식이 의인의 욕구와 맞아떨어졌기 때문인데, 이 책 찬술 전반에 인간 허준의 성품이 담겨 있다고 해도 지나친 말이 아니다.

많은 의서를 모두 갖추기도 어렵고 또 일일이 뒤질 여유도 없는 임상의에게 병자가 호소하는 병증을 즉석에서 손쉽게 진단하여 투약하고 시술할 수 있도록 우리나라 실정에 맞게 내용이 정확하면서 간단명료한 의방서가 필요했다. 그래서 발간된 대표적인 책이《향약집성방》,《의방유취》,《의림촬요》이다.

그러나《향약집성방》과《의방유취》는 내용이 거창해서 해득하기 어려웠고《의림촬요》는 너무 간단해서 처방 응용에 미흡했으므로 전자의 번거로움을 덜고 후자의 미비함을 보완하는 책을 만든다는 것이 선조대왕의 의도이며 허준의 계획이었다.

《동의보감》의 편집내용을 살펴보면 현대 임상의학의 분류방법과 비슷하게 크게 다섯 부문으로 나뉜다. ① 내경편(내과), ② 외형편(외과, 안과, 이비인후과, 피부과, 비뇨기과), ③ 잡병편(병리학, 진단학, 대증요법, 구급법, 전염병과, 부인과, 소아과), ④ 탕액편(임상약물학), ⑤ 침구편(경혈부위, 침구요법) 등으로 다루고, 과별 항목을 배정하는 데도 되도록 환자들이 가장 많이 호소하는 병증을 중심으로 했다. 또 병증에 대해서는 그 병론과 진단, 처방을 손쉽게 참고하도록 배열했다. 특히 처방은 자세할 뿐 아니라 그 출전을 소상하게 밝혔고, 곳에 따라서는 민간의 속방이나 자신이 체험한 비방을 붙여 치료효과를 높이게 했다.

또 한 가지 편집 면에서 특기할 것은 다른 한의서들에 비해 문헌적 고증이 가장 정확하다는 점을 들 수 있다. 허준 단독으로 찬술한 《동의보감》의 편법은 아직까지 현대 서양의학에도 영향을 주고 있다.

허준은 그 후에도 왕명으로 1612년(광해군 4년)에 《신찬피온방》을, 1613년에 《피역신방》을 편술하여 내의원으로 하여금 간행케 했는데, 여기에는 전염병의 원인·진단·효험·치료·예방 등에 관한 것을 정리했다. 이렇듯 그는 의서를 집필함으로써 우리 의학 발전에 찬란한 공적을 세우고 거대한 자취를 남겼다.

일찍이 허준을 가리켜 일본 사람들은 '한국 행림의 편창'이라 했고, 중국 사람 능어(凌魚)는 '천하의 보물을 만든 사람'이라고 했다.

허준은 이렇게 우리에게는 물론 온 인류에게 유효하게 쓰일 값진 유산을 남기고 1615년(광해군 7년) 70세를 일기로 고이 잠드셨다.

동의보감에서 제시하는 건강비결

1. 머리카락을 자주 빗는다.

머리카락을 손가락으로 자주 빗을수록 두피가 자극되어 머리도 맑아지게 되고 머리카락도 잘 안 빠지게 되며 윤이 난다.

2. 얼굴을 자주 문질러준다.

특히 코 바로 밑 인중을 문질러주면 고혈압·동맥경화·중풍이 예방되고 몸이 더워진다.

3. 눈을 감고 눈동자를 이리저리 돌린다.

눈의 피로가 가시고 눈이 맑아진다.

4. 귓불을 자주 만져준다.

귀는 신장과 관계가 있어서 신장, 비뇨생식기의 기능이 좋아지고 장수한다.

5. 혀를 입안에서 자주 굴린다.

타액이 많이 생겨 소화기능이 좋아지며 회춘의 비결이다.

6. 치아를 위아래 서로 두드려준다.

치아를 건강하게 만드는 방법이다.

7. 침을 뱉지 말고 자주 삼킨다.

침은 건강을 지켜주는 인체의 소중한 보배다.

8. 가래는 뱉어버린다.

가래는 순환장애로 오는 불순물질인 담(痰)의 하나다.

9. 등을 따뜻하게 한다.

10. 가슴은 항상 따뜻하게 하고 보호한다.

11. 배를 자주 만진다.

장기는 시계 돌아가는 방향으로 배
열되었기 때문에 시계 돌아가는 방향
으로 문지르면 소화기능이 좋아진다.

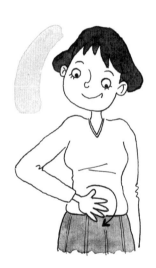

12. 항문을 오므리듯이 당겨준다.

나이가 들수록 항문에 힘이 빠지고
헐렁헐렁해진다. 죽을 사람은 항문에
힘이 모두 빠져서 항문이 열리게 된다.

내 몸에 맞는 보약 찾기

　보약이란 물질대사를 왕성하게 하며 생체의 반응성을 높임으로써 그 기능을 바로잡는 것은 물론 사람 몸의 영양을 좋게 하고 건강을 증진하는 약을 말한다. 보약은 일반적으로 몸의 어떤 한 가지 장기나 조직에만 작용하는 것이 아니라 전반적 기능에 다 좋은 영향을 미쳐 많은 질병에 대한 치료적 작용을 나타낸다. 이것은 보약에 사람의 각 장기조직에 좋은 영향을 주는 일반 성분도 들어 있고 여러 가지 질병에 대한 치료적 작용을 하는 특수 성분도 들어 있기 때문이다.

　보약은 단지 몸을 보하고 건강하게 할 목적으로만 쓰이는 것이 아니라 병을 고치는 치료약으로도 많이 쓰인다. 기(氣)나 혈(血) 또는 음이나 양을 보충하고 몸을 건강하게 하며 병을 이겨내는 힘을 기르는 약은 물론 여러 가지 소모성 질병, 허증에 속하는 병을 낫게 하는 수많은 약이 보약에 속한다. 그러므로 보약에 관한 지식을 충분히 가지고 이것을 잘 활용하면 수많은 질병을 치료할 수 있다.

보약 먹는 시기

보약을 쓰는 데 꼭 계절을 가려야 하는 것은 아니지만 순수하게 몸을 보할 목적으로 쓰려면 아주 더워지기 전인 봄 또는 아주 추워지기 전인 가을에 쓰는 것이 좋다. 특히 가을은 수렴(흡수)의 계절이기 때문에 보약을 쓰기에 가장 적절한 시기다.

보약의 효과

보약의 약리작용을 지금까지 도달된 현대적 연구의 성과에 기초해서 귀납하면 다음과 같다.

첫째, 보약은 사람 몸의 여러 장기조직을 자극하여 약해진 기능을 높여주며 몸에 필요한 여러 가지 영양물질을 보충해준다.

둘째, 정신적·육체적 활동능력을 높이는 작용을 한다.

셋째, 생체의 저항력을 높이는 작용을 한다.

넷째, 노화를 늦추며 세포 재생과정을 촉진함으로써 사람으로 하여금 오래 살게 한다.

다섯째, 몸의 전반적 기능을 잘 조절하고 도와주어 여러 질병을 낫게 해준다.

보약은 보기약(補氣藥)·보혈약(補血藥)·보음약(補陰藥)·보양약(補陽藥)으로 나뉜다. 보기약은 기운을 보하는 약으로 기허증에 쓴다. 기허증이란 온몸이 나른하고 맥이 없으며 숨결이 밭고 입맛이 없으며 설사하는 경향이 있고 땀이 잘 나며 맥이 허약한 증상을 말한다.

일반 허약자, 만성 쇠약성 질병을 앓고 난 사람은 흔히 무력감과 권태감을 호소하는데, 이때 기운을 보강할 목적으로 보기약을 쓴다. 보기약은 일반적으로 대사기능을 높여주며 영양을 좋게 하고 조직의 기능을 바로잡는 방향에서 작용한다.

보기약과 식품으로는 인삼, 만삼, 황기, 백출, 마, 감초, 오미자, 대추, 꿀, 엿, 밤, 잣 등을 들 수 있으며 처방은 사군자탕, 보중익기탕,

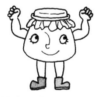

기운을 보강해주는 보기약

피를 보충하는 보혈약

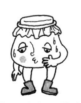

음을 보해주는 보음약

양을 보해주는 보양약

생맥산, 삼령백출산 등이 있다.

보혈약은 피를 보충하는 약으로 혈허증에 쓴다. 혈허증이란 머리가 어지럽고 눈앞이 아찔해지며 이명증, 심계정충, 불면증 등이 있고 얼굴에 핏기가 없으며 맥이 가늘고 빠른 증상을 말한다. 여성의 경우는 월경불순을 수반한다.

보혈약은 일반적으로 조혈기능을 강화하거나 적혈구 수를 늘려 빈혈증상을 낫게 하는 것 외에 여성들의 질병, 특히 월경장애에 긍정적인 영향을 준다. 보혈약으로는 당귀, 숙지황, 백작약, 아교, 하수오, 오디, 용안육 등을 들 수 있으며 처방은 사물탕, 당귀보혈탕, 귀비탕, 구감초탕 등이 있다.

보음약은 음을 보해주는 약으로 음허증에 쓴다. 음허증이란 열(熱) 또는 토사(吐瀉)로 체액을 잃은 상태, 즉 음액이 모자라서 입안이 마르고 미열이 나며 뺨이 벌게지고 손바닥·발바닥이 화끈 달아오르며 가슴이 답답해 잠들 수 없고 식은땀과 기침이 나며 맥이 허삭(虛數)한 증상을 말한다.

보음약은 일반적으로 보혈약의 작용을 보강하며 신음·신정을 보충하여 신음허쇠로 오는 병증을 낫게 한다. 보음약으로는 구기자, 더덕, 천문동, 맥문동, 참깨, 구판(남생이 배딱지), 별갑(자라 등딱지), 현삼, 해삼, 석곡 등을 들 수 있으며 처방은 육미환, 좌귀음 등이 있다.

보양약은 양을 보해주는 약으로 양허증과 허한증에 쓴다. 양허증은 성선과 생식기능이 낮아진 상태, 일반 저항력이 약해진 상태로 추위를 몹시 타며 허리와 무릎, 다리에 힘이 없고 배가 아프며 설사하는 경향이 있고 소변이 자주 마려우며 야뇨증, 유정, 몽설, 신허로 인한 효천 등의 증상이 나타난다.

보양약으로는 녹용, 녹각, 음양곽, 산수유, 복분자, 새삼씨, 육종용, 두충, 보골지, 호두, 파극천, 동충하초 등을 들 수 있으며 처방은 팔미환, 우귀음 등이 있다.

보약 먹을 때 주의할 점

보약은 비록 허약성 또는 소모성 만성 병증에 쓴다 하더라도 남용하면 안 된다. 사람 몸 내부의 음양기혈 가운데 어느 한 부분만 지나치게 보강함으로써 정상적인 생리적 균형을 파탄시켜 해로운 영향을 미칠 수 있기 때문이다.

또 병이 한창 진전상태에 있을 때 보약을 쓰면 병세가 도리어 나빠지는데, 이는 보약이 정기(正氣, 좋은 기운)를 보강하는 것이 아니라 오히려 사기(邪氣, 나쁜 기운)의 힘을 더 세게 만드는 결과를 가져다주는 것과 관련된다.

보약 처방은 많은 경우 몸을 건강하게 하는 것 외에 몸을 약하게 만든 원인적 요소와 그로 말미암아 생겨난 이러저러한 병적 증상을 없애는 데 그 목적이 있다. 따라서 한 가지 보약 처방을 택한 다음에는 병세에 맞게 여러 가지 대증치료 약재를 더 써야 한다.

보기약, 보양약은 대체로 성미가 따스하거나 뜨거우므로 열이 있거나 진액이 고갈된 상태일 때는 쓰지 않는 것이 좋다. 보혈약, 보음약은 대체로 성미가 차고 진득기가 있어 양이 허하고 음이 왕성하므로 습이 중초(中焦, 몸의 중간 부위)에 많이 차 있을 때, 특히 입맛이 없고 설사하는 경향이 있을 때는 쓰지 않는 것이 좋다.

한방에서 보는 기

　겨울철 자연현상은 북방에서 찬바람이 몰려오며 태양과 거리가 멀어져 어둡고 차가운 흑색이 많아지는 까닭에 자연의 기운에 조화를 맞추기 위해선 음식과 생활에 절도가 있어야 한다.

　자고 깨는 규칙을 세워 함부로 심신을 과로하게 하지 않아야 육체와 정신이 조화를 이루어 장수하지만 이치에 맞지 않는 생활을 하고 술을 마구 마시거나 심신을 함부로 과로하게 하는 등 정력을 소모해 생명의 원천인 진기(眞氣)를 상실하면 노화현상이 빠르게 나타난다.

　겨울철에는 음기(陰氣, 차가운 기운)는 많아지고 양기(陽氣, 따뜻한 기운)는 적어지는 까닭에 신장과 연관되어 생식과 배설 계통의 병을 일으키기 쉽고 신(腎) 기능과 연관된 뼈와 관절에 이상을 초래하는 등 양기(陽氣)가 적어져 생기기 쉬운 질환이 많아진다. 따라서 해가 지면 일찍 자리에 들고 해가 뜨면 일어나 한기(寒氣, 차가운 기운)에 손상되지 않도록 보온에 주의해야 한다.

정신적으로는 마음을 안정시켜 여유를 가지며 과분한 욕망을 자제하고 사물에 동요되거나 현혹되지 말며 조용하고 만족하는 마음가짐으로 생활해야 한다. 육체노동을 하더라도 땀을 너무 흘리거나 정(精)을 자주 쏟지 않도록 해서 겨울철의 주역인 신장(腎臟)을 잘 보존해야 생명의 원천인 진기(眞氣)가 체내를 골고루 순환해 신체를 올바르게 영위할 수 있다.

말로 풀어보는 기

인체 음양의 조화를 이루려면 자연의 기와 인체 내의 기가 서로 조화되어야 하는데 언어 측면에서 본 氣자는 '气'자와 '米'자가 어우른 자다. 즉 쌀[米]을 삶을 때 위에 뜬 것[氣]이라 하겠는데 글자로 보면 기(氣)는 에너지가 된다고 하겠다.

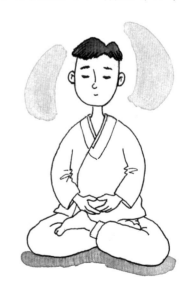

용기(勇氣), 기운(氣運), 생기(生氣), 냉기(冷氣), 일기(日氣), 기세(氣勢), 혈기(血氣), 기력(氣力), 지기(地氣), 공기(空氣), 기색(氣色) 등 기(氣)자를 보면 활력 또는 사물의 생명적인 요소가 된다.

기(氣)에 해당하는 고유어는 '김'

이다. 콧김, 입김 등이 바로 기의 뜻이며 김이 새다, 김 빠지다의 '김'이 기의 뜻을 지닌다. 또한 온 김에, 내친 김에, 화난 김에의 '김'은 기세의 뜻을 지닌다. 얼 빠졌다의 '얼'도 옛말에는 기의 뜻을 지닌 말이었다. 한자어와 국어를 통해서 볼 때 '기·김·얼'은 활력, 생명력이라는 뜻이다. 즉 어떤 사물을 유지하는 힘 또는 그 사물의 움직이는 힘이라는 뜻이 있다고 하겠다.

동양의학에서 본 기

동양의학에서 기란 인체의 생명활동을 유지해주는 에너지를 말한다. 부모에게서 물려받은 선천적인 기와 음식물에서 발생하는 곡기(穀氣), 자연에서 인체에 영향을 주는 천기(天氣)가 결합되어 생성되며, 인체 내에서 발생하는 온갖 질병의 저항체 구실을 한다. 기의 원만한 생성과 순환은 인체 건강의 척도이며 기의 단련과 조절은 역사가 깊어서 《황제내경(黃帝內經)》에서 이미 기의 운용을 설명한 바 있다.

질병을 치료하는 데 침구요법과 약물요법 외에 인체 내의 기를 조절함으로써 심신의 조화를 이루고 신체를 튼튼히 함은 물론 노화를 방지해 수명을 연장케 하는 기공요법이 있다. 기공은 몸과 마음의 양생법(養生法)으로 자기 몸과 교류하는 속 깊은 기법이다.

기공요법의 효과

기공요법에는 다음과 같은 효과가 있다.

운동요법적 효과

몸을 움직여 관절이나 근육의 작용을 정돈한다.

혈액순환의 개선

심장과 뇌의 혈행만이 아니고 미소순환의 작용을 활성화한다.

자율신경의 조정

긴장해서 억제되어 있는 부교감신경을 자극해서 몸을 이완시킨다.

심리적 해방감

보통 때 의식과는 다른 차원의 기공상태를 느끼며 심리적으로 안정되어 심신이 조화된다.

경락에 기를 통하게 한다

기 흐름의 장애가 모든 병의 근원이라고 보고 전신을 순회하는 경락을 정돈시켜 기의 흐름을 개선한다.

뇌를 깊이 쉬게 한다

뇌가 일상과는 다른 일종의 명상상태가 되는데, 이는 가장 본질적인 회복효과가 나타나는 것이다.

경락이란 몸의 말단과 중추를 연결하는 기가 통하는 길이다. 몸 안에서는 오장육부를, 체표(體表)에서는 사지 전신을 돈다. 이 경락 위에 배치되어 기의 흐름에 작용이 미치는 곳을 '경혈'이라고 한다.

12개 정경(正經) 외에 8개 기경(奇經)이 있다. '경(經)'은 원래 바다로 흐르는 냇물, '락(絡)'은 냇물을 연결하는 운하를 가리키며, 고대 최초의 과학기술인 수리공학의 유추로 홍수나 가뭄도 일어나지 않는 자연스러운 강물의 흐름을 모방해 인체에 기가 제대로 흐르는 상태를 만들려고 했다.

경락의 발견은 오랜 세월에 걸쳐 기공에서의 기감(氣感) 축적에서 비롯했다고 생각된다. 기공(氣功)으로 거의 모든 병을 다스릴 수 있으며 겨울철에도 한방요법과 기공으로 건강하게 보낼 수 있다.

기공요법을 이용한 치료와 예방

기공으로 치료·예방하는 방법을 몇 가지만 예를 들어 설명하면, 오른 혈압을 내리기 위해서는 심장과 뇌의 혈행을 좋게 하면서 올라간 기를 아랫배로 내린다. 배꼽 앞에 표적을 만들고 조용히 앉아 있으면 아랫배에 기가 충만해지면서 마음이 편안하게 된다.

눈을 좋게 하는 기공안마는 눈체조의 일종으로, 관자놀이에 있는 태양이라고 하는 경혈(經穴)을 손가락으로 가볍게 누르면서 돌린다. 눈의 피로를 없애주며 가성근시의 예방과 개선에 효과가 좋다.

위를 좋게 하는 기공은 두 손을 머리 위로 올리고 기분 좋게 뻗는다. 늑골과 복부와 위의 뒷면이 신장되면서 위의 경락에 기가 잘 통하게 되고 위의 불쾌증상을 잡아 기능을 활성화한다. 위가 나쁠 때 손을 올리는 것은 기공의 기본동작이다.

물질문명의 발달과 더불어 늘어가는 공해로 야기되는 온갖 문화병을 치료하는 데는 자연적 치료법이 필요하다. 따라서 침구요법, 한약요법과 더불어 기공요법이 으뜸이라 할 수 있다. 중국에서는 기공이 대중화되고 생활화되어 온 국민이 수시로 기 단련에 여념이 없으며 기공을 장수의 비결로 삼고 있다.

사상의학과 체질을 진단하는 법

　체계적인 체질이론은 동서양을 통틀어 동무(東武) 이제마(李濟馬)
의 사상체질(四象體質) 이론 하나밖에 없다고 해도 전혀 과장된 얘
기가 아니다. 사상체질 이론 이전에는 동서양을 불문하고 체질이
란 개념도 모호했고 더욱이 질병 치료에는 전혀 응용할 만한 것이
못 되었다.

　이제마가 사람의 체질은 사상체질, 즉 태양(太陽), 태음(太陰), 소양
(少陽), 소음(少陰)으로 구별된다고 밝히고, 체질별로 생리·병리·치
료 약리의 특징을 설명함으로써 비로소 체질의학이 성립하게 되었
고, 이것이 한의학 분야에 새로운 학류(學流)를 이루었다.

이제마라는 이름이 붙게 된 유래

　이제마는 1837년(헌종 3) 함경남도 함흥에서 태어나 1900년(고종

37) 세상을 떠났다. 그는 지체 높은 이진사와 주막집 딸의 취중 관계에서 태어났는데, 할아버지 충원공의 꿈에 어떤 사람이 탐스러운 망아지 한 필을 끌고 와서 "이 망아지는 제주도에서 가져온 용마인데 아무도 알아주는 사람이 없어 귀댁으로 끌고 왔으니 맡아서 잘 길러주시오" 하고 기둥에 매놓고 가버렸다고 한다.

황급히 일어나니 밖에서 어떤 여인이 강보에 갓난아이를 싸안고 들어오며 이 아기는 이 진사님과 취중에 관계하여 얻은 아이니 받아달라고 했다. 이에 충원공은 꿈을 생각하고 큰 길조라 여겨 모자를 받아들이고 꿈에 제주도 말을 얻었다 하여 아기 이름을 제마(濟馬)라고 지었다고 한다.

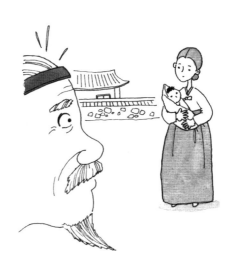

사상체질 의학이 탄생하게 된 과정

이제마는 1893년 7월 13일부터 《동의수세보원(東醫壽世保元)》을 저술하기 시작하여 1894년 4월 13일 완료한 뒤 돌아가기 전까지 계속 보완해나갔다. 옛사람들이 저술한 저서를 참고하여 낮에는 생각하고 밤에는 헤아려 맞추어보고 끊임없이 노력하여 소음인과 소양인에 대해서는 자세히, 태음인과 태양인에 대해서는 간략히 작성했다. 그리고 1901년 6월(광무 5)《동의수세보원》이라는 이름으로 율동계(栗洞契)에서 출판했다.

이제마가 사람의 체질을 발견할 수 있었던 것은 자신이 신병을 앓았기 때문이다. 그는 자기 병을 고치려고 고전에 의거한 여러 가지 약을 썼으나 도무지 낫지 않자 사람은 각자 체질이 다르고 또 체질에 따른 병과 약이 다르다는 것을 깨달았다.

그는 체질을 발견하기까지 전 생애를 바쳐 연구·노력했으며, 사상의학이 완성될 단계에 와서는 실성한 사람 같아서 사람들의 의심을 받기까지 했다. 어느 때는 약을 실험하기 위해 신흥군·장진군 같은 깊은 산골에 가서 풀뿌리, 나무뿌리, 열매 등을 채취해 달여서 먹기도 하고 날로 씹어보기도 했으며, 앓는 자가 있으면 직접 찾아가 실험하고 치료해서 경험과 연구를 거듭함으로써 사상의학의 체계를 세우게 되었다.

체질은 어떻게 감별할까

사상체질, 즉 태양인, 태음인, 소양인, 소음인 감별에는 외모, 심성, 병증 세 가지가 주요한 지표가 된다. 먼저 외모는 체형(골격)과 용모를 본다. 체질마다 일정한 패턴이 있어서 이것만으로도 체질이 구별되는 경우가 많다. 체격은 후천적으로 변화될 수 있어서 영양 상태나 질병 때문에 발육이 좋고 나쁨이 있을 수 있고, 운동량이나 직업에 따라서도 차이를 가져올 수 있다.

그러나 기본적인 체형은 거의 달라지지 않는다. 다만 여기서 말하는 체형은 일반적인 것을 말할 뿐 예외를 인정하기 때문에 체격 조건만 가지고는 정확하게 체질을 판별하기가 어렵다.

심성에서는 성실과 재주, 항심(恒心, 항상 가지고 있는 마음), 성격, 욕심 등을 관찰한다. 체질마다 특유의 성격적 특징이 있어서 체질 구별에서는 대단히 중요하게 취급한다. 다만 자기 스스로 체질을 판단할 때는 객관성을 유지하기 어렵다는 점에 어려움이 있다.

예를 들어 자기 자신은 내성적이라고 생각하더라도 객관적으로는 그렇게 평가할 수 있느냐가 문제다. 또 성격적인 특성이 잘 드러나지 않는 사람도 있다. 그런 경우는 급박한 상황에 부닥치게 해서 본심을 파악하는 방법도 사용된다.

병증으로 체질을 판단하는 것은 평소 건강할 때의 생리적 조건이 체질에 따라 각각 차이가 있고 질병에 걸렸을 때도 각기 독특한 증상을 보이는 것을 이용한다. 또 병증은 대병(大病, 보통의 병세)과 중병(重病)으로 나누어 파악한다.

하지만 이 방법도 완전한 것은 아니다. 체질마다 대표적 병증이 있지만 체질에 따라서는 병이 아주 깊어져야만 겉으로 나타나는 경우가 있기 때문이다. 이와 같이 어느 한 기준만으로는 정확하게 판단하기가 어렵기 때문에 외모, 심성, 병증 세 가지 방법을 함께 사용해 종합적으로 판단하는 것이 좋다.

숫자가 가장 적은 태양인

태양인은 폐대간소(肺大肝小, 폐기능이 잘 발달되어 있고 간기능이 허약함)하고 양(陽) 부위에 해당하는 상초(上焦)가 발달했으며 음(陰) 부위인 하초(下焦)는 빈약하다. 따라서 가슴 윗부분이 발달하고 목덜미가 굵고 머리가 크다. 얼굴은 둥글고 마른 편이며 대체로 이마가 넓고 광대가 나왔으며 눈에는 광채가 있다.

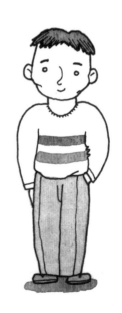

간기능이 허약하므로 척추와 허리가 약해 오래 앉아 있지 못하고 기대어 앉거나 눕기를 좋아하며 다리에 힘이 없어 오래 걷기를 싫어한다. 용모가 뚜렷하고 피부는

흰색이며 몸은 마른 편이다. 전체 사상인 중 가장 숫자가 적어서 흔히 알아볼 수 없는 체질이다.

태양인의 심성

태양인은 기품이 패기가 있다 하여 용(龍)에 비유되며 다른 사람들과 잘 소통하고 사교적이다. 소음인과 같이 성질이 싹싹하고 상냥해서 사교성이 있다는 그런 뜻이 아니라 상대방을 어려워하거나 꺼리지 않고 인간관계에 적극적이어서 남과 쉽게 교류한다는 의미다.

태양인은 급박지심(急迫之心)이 있는데, 이것은 조급성을 가리킨다. 태양인은 급박지심을 자제해야 간혈(肝血)이 부드러워진다고 했는데, 태양인이 생활과 일을 잘할 때는 이 조급성을 자제하고 여유가 있을 때다. 반면 무언가 지나치고 무리할 때는 이 항심이 드러나 일을 그르치고 건강까지 해치고 만다.

태양인의 성격은 항상 앞으로 나아가려고만 하고 물러서려 하지 않는다. 항상 수컷이 되려고 하지 암컷이 되려 하지 않는다고 하니 용맹스럽고 적극적인 성격으로 남성적인 성격만 고스란히 있고 여성스러운 면모가 결핍된 것이다. 수컷이려고만 하고 여성스러움을 갖지 않으려는 마음이 너무 많아지면 자기 멋대로 하는 마음이 나온다. 항상 나아가려고만 하고 되돌아 생각해볼 줄은 모르며, 저돌

적이라서 후퇴할 줄을 모른다. 또 강한 대신 부드러움이 없게 되는데, 이런 상태가 심해지면 방종한 마음이 생겨나 제멋대로만 하려고 한다. 그러면 주위에서는 누구도 간섭하기를 꺼리는 사람이 되고 만다.

이와 같이 태양인은 좋게 얘기하면 과단성 있는 지도자형이고 나쁘게 말하면 독재자형이다. 남성적인 성격으로 적극성·진취성·과단성이 있으나 독선적이고 계획성이 적으며 치밀하지 못하다. 행동에 거침이 없으며 후회할 줄 모른다. 친하고 친하지 않고를 불문하고 다른 사람과 교류하는 데 능하지만 하는 일이 마음먹은 대로 되지 않으면 남에게 화를 잘 낸다. 듣는 신경이 특히 발달해 뇌 발달이 탁월하고 창의력이 뛰어나서 남이 생각하지 못하는 것을 연구한다.

태양인의 병증

태양인은 안색이 흰색이며 소변량이 많고 잘 나오면 건강하다고 본다. 평소 건강할 때는 소변이 잘 나오다가 몸이 불편하면 항상 소변부터 불편해지는 사람은 태양인 체질이라고 판단할 수 있다. 입에서 침이나 거품이 자주 나오는 상태면 대병(大病)이므로 곧 치료를 받아야 한다.

열격증이라는 병이 태양인의 체질병증인데, 이 병에 걸려 진행되면 음식물을 넘기기가 어렵고 넘어갔다 해도 위에까지 내려가지 못하고 이내 토하고 마는 증상을 보인다. 이때 식도 부위에서 서늘한 바람이 나오는 것처럼 느껴진다. 이런 증세가 있으면 태양인으로 판단할 수 있는데 이는 위급한 증세다. 열격증, 반위증, 해역증이 체질감별에서 중요한 증상이지만 증세가 중하기 전에는 잘 나타나지 않으므로 보통은 무병 건강한 사람처럼 보인다.

반위란 음식을 먹으면 명치 아래가 불러오고 그득하며 일정 시간이 지나면 토해내는 증상이다. 해역이란 온몸에 권태감이 심하여 노곤하고 움직이기 싫어하며 다리가 풀리고 몸이 여위며 말하기도 싫어하는 증상이다. 다만 소음인 노인에게도 열격증이 있을 수 있으므로 태양인으로 오인해선 안 된다.

태양인의 식성과 태양인에게 맞는 식품

태양인의 식성은 더운 것보다는 냉하고 담백한 음식을 좋아한다. 간기능이 약하기 때문에 동물성 지방이나 농후한 단백질이 함유된 식품에 과민반응을 일으키므로 남들과 같은 식사를 즐기지 못한다.

태양인에게 적합한 식품으로는 새우, 굴, 전복, 소라, 홍합, 잉어, 멍게, 낙지, 오징어, 꼴뚜기 등 해류와 포도, 감, 앵두, 다래, 모과 등 과실류가 좋다. 특히 메밀이 좋고 채소류는 모두 좋으며, 될 수 있는 대로 지방질이 적은 것이 좋다.

　오가피, 모과, 포도근, 노근, 송엽, 송화 등이 좋으며 대표적 처방은 오가피 15g, 모과·청송절 각 7.5g, 포도근·노근·앵도육 각 3.75g, 교맥미 반 숟가락으로 구성된 오가피장척탕(五加皮壯脊湯)이다.

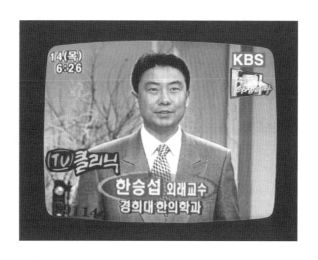

골격이 굵고 키가 큰 태음인

태음인은 간대폐소(肝大肺小, 간기능이 잘 발달되어 있고 폐기능이 허약함)하므로 허리, 복부가 발달하고 가슴, 목덜미 위가 허약하다. 골격이 굵고 키가 크며 몸이 비대한 사람이 많고, 특히 손발이 큰 편이다. 간혹 수척한 사람도 있으나 골격만은 건실하다. 얼굴은 윤곽이 뚜렷하며 눈, 코, 귀, 입이 크고 입술이 두껍다. 턱이 길고 두툼하여 교만하게 보인다.

상체보다 하체가 충실해서 걸을 때는 약간 고개를 숙이고 앞을 내려다보며 배를 내밀고 발을 땅에 놓는 것이 안정성이 있어 오리걸음같이 걷는다. 팔을 위엄 있게 저으며 교만한 인상을 준다. 머리는 체격에 비해 작은 편이고 암흑색 안광은 항상 순한 빛이 나며 의젓해 보인다.

여성의 경우 눈매의 자태는 없으나 시원스럽고 남성의 경우는 눈꼬리가 올라가 범상 같으며 성난 사람 같은 인상을 준다. 피부와 근육은 견고하고 땀구멍이 성글며 항상 땀기가 있다. 피부색은 약간 암흑색이다.

이렇게 외형이 뚜렷해 확연히 태음인의 체질임을 알 수 있는 경우도 있으나 그다지 분명하지 않은 경우도 많기 때문에 외모만으로는 정확하게 판별하기가 어렵다. 특히 태음인의 외모는 소음인의 외모와 비슷한 점이 있으므로 주의를 요한다.

태음인의 심성

태음인의 기품은 바르고 떳떳하다 하여 소에 비유되며 꾸준하고 침착하다. 태음인의 성격을 좋게 표현하면 점잖고, 나쁘게 표현하면 음흉하다고 할 만큼 좀처럼 속마음을 드러내지 않는다. 마음이 넓을 때는 바다와 같고, 고집스럽거나 편협할 때는 바늘구멍같이 좁다.

우둔성이 있고 과묵하여 말없이 실천하는 특징이 있어 한 번 시작한 것은 끝까지 붙들고 늘어지는 지구력이 있다. 남보다 생각하는 시간이 더디지만 한번 발언을 시작했다 하면 무게 있고 폭넓은 내용의 웅변을 토한다. 사치스럽고 도락을 좋아하는 편이며 여자라면 애교성이 적다. 태음인 여자는 미인이 적다.

겁심(怯心, 조심성)이 있다. 겁심이 가라앉은 때는 사회적으로든 가정적으로든 일과 거처가 안정되어 제 할 일을 잘 찾고, 일을 하되 보는 사람에게 믿음이 가게 한다. 그러나 겁심이 많아지면 무슨 일이든 해보지도 않고 겁을 내거나, 조심이 지나쳐 아예 아무것도 못 하게 된다. 겁심이 마음을 항상 속박하여 어떤 다른 변화도 싫어하게 되고, 현재 자신, 현재 상태에만 더욱 몰입하게 된다.

겁심이 더욱 심하면 큰병이 생겨 정중증(가슴이 울렁거리는 증세)이 된다. 이는 중병이다. 조용히 있으려 하고 움직이려 하지 않는다. 변화를 싫어하고 보수적이다. 그리고 안에서 이루려고 할 뿐 밖에서 승부를 내려 하지 않는다.

어떤 테두리, 예컨대 가정과 자기 고유 업무 따위로 선을 그어놓고 그 이외 일에는 관심이 적다. 소양인처럼 실속 없이 허명(虛名)을 얻는 일에 전력을 쏟는 경우는 별로 없다. 또한 태음인은 물욕지심(物慾之心)이 있다. 내부를 지키려는 마음이 심해지면 물욕에 얽매이기 쉽다. 자기 일을 잘 이루고 자기 것을 잘 지키는 것은 좋으나 자기 것에 대한 애착이 지나쳐서 집착하게 되면 탐욕이 된다.

태음인은 얼굴 모양, 말솜씨, 몸가짐이 위풍이 있고, 무슨 일에도 잘 가다듬으며, 공명정대해 보인다. 정직하고 매사를 신중하게 행동해서 믿음직스럽게 보인다. 보수적이고 변화를 싫어하며 예의범

절이 바르다. 꾸준히 노력하고 인내심이 강하며 처세술이 능하여 성공하는 사람이 많다. 경영에 우수한 자질이 있어 사업을 잘 성취시키고 큰 기업체를 운영하는 사람 중에는 태음인이 가장 많다.

그러나 집안일을 중시하고 바깥일은 무관심하며 활동이나 말을 많이 하는 것을 싫어하고 의심과 욕심, 겁심이 많으며 둔하고 게으르다. 예부터 영웅과 열사가 태음인에 많으나 반대로 마음과 뜻이 약하고 식견이 좁으며 태만하고 우둔하여 말할 가치가 없는 자도 역시 태음인에 있다는 것은 이와 같은 태음인의 단점을 경계하고자 하는 말이다.

태음인의 병증

태음인은 땀구멍이 잘 통해 땀이 잘 나면 건강한 것이다. 평소 땀이 많아 조금만 몸을 움직여도 땀을 흘리고, 심지어 찬밥을 먹을 때도 땀을 흘리는 사람은 태음인이다. 땀을 흘리고 나면 기력이 탈진해 맥을 못 추거나 몸에 열이 나고 앓아눕는 소음인과 달리, 태음인은 땀을 흘리는 것에 전혀 거북함을 느끼지 않거나 오히려 땀을 쏟고 나면 상쾌해한다. 태음인은 땀을 많이 흘려도 건강에는 이상이 없고 도리어 신진대사가 잘되므로 건강하다는 증거다.

피부가 야무지고 단단하며 땀이 안 나오면 병이 된다. 땀이 안 나오면 곧 다른 증상을 동반하여 병이 진행될 것이므로 서둘러 치료해야 한다. 설사병이 생겨 소장의 중초(中焦)가 꽉 막혀서 마치 안개가 낀 것같이 답답하게 느껴지면 중병(重病)이다.

태음인은 비교적 식성이 좋고 대식가가 많으나 성격상 규칙적인 생활을 하지 못하므로 때에 따라서 폭음이나 폭식을 하여 위를 손상시키는 일이 많다.

태음인은 간대폐소하므로 급성 폐렴, 기관지염, 늑막염, 천식, 비염, 축농증 등 호흡기 계통의 질환과 순환기계에 속하는 고혈압, 저혈압, 중풍, 심장병 등이 많이 발병할 수 있다. 또 폐와 대장은 표리(表裏)관계에 있으므로 만성 장염, 변비, 맹장염, 탈장, 치질 등에 걸리기 쉽다. 피부 또한 폐기능 계통이므로 만성 피부염, 두드러기, 사마귀 등이 비교적 많이 나타나고 여자들은 겨울에 손이 많이 튼다.

한편 태음인은 선천적으로 간기능이 왕성해 활동력이 강하기 때문에 청장년기에는 매사 적극적이고 무리를 해서 장년기 이후 간장 질환을 앓는 사람이 많다. 간암, 간경화증, 지방간, 담석증 환자 대부분이 태음인에게 많은 것도 이러한 이유 때문이다.

태음인의 식성과 태음인에게 적합한 식품

태음인의 식성은 무슨 음식이든 가리지 않고 먹는 것이 특징이라 할 수 있다. 태음인에게 적합한 식품으로는 육류 중 쇠고기, 우유가 가장 좋은 보양식품이고 생선류도 청어 등 담백한 것이면 다 좋다.

배, 자두, 살구, 밤, 잣, 호두, 땅콩, 은행 등 과실류가 좋고 특히 배, 밤, 호두가 좋다. 채소류 중에서는 무가 대표적이며 도라지, 연근, 마, 토란, 표고버섯, 두릅, 가지, 더덕, 들깻잎 등이 좋다. 곡류로는 콩, 밀, 율무가 좋으며 수수, 두부, 콩나물, 콩비지, 된장 등도 좋다.

태음인에게 적합한 약재와 처방

적합한 약재로는 녹용, 맥문동, 오미자, 의이인(율무), 갈근(칡뿌리), 산약(마), 우황, 사향, 웅담, 천문동, 길경(도라지), 마황, 대황, 행인(살구씨) 등이 대표적이다. 대표적 처방으로는 태음인 보약인 녹용대보탕과 태음조위탕을 들 수 있다.

녹용대보탕	녹용 8g, 맥문동·의이인 각 6g, 산약·천문동·오미자·행인 각 4g, 마황 2g
태음조위탕	의이인·건율 각 11g, 라복자 8g, 오미자·맥문동·석창포·길경·마황 각 4g

가슴 부위가 발달한 소양인

소양인은 비대신소(脾大腎小, 비장기능이 잘 발달되어 있고 신장기능이 허약함)하므로 가슴부위가 발달하고 허리·엉덩이 아래로는 약하다. 엉덩이 부위가 빈약하기 때문에 앉은 모습이 외로워 보인다.

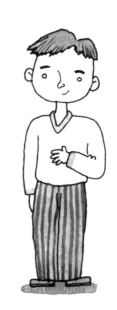

대개 몸은 뚱뚱하지 않은 편이며, 어깨는 평평하고 걸어 다닐 때 흔들기를 좋아한다. 상체가 실하고 하체가 가벼워 걸음걸이가 빠르며 항상 먼 곳을 바라보면서 걷고 주위를 잘 살피지 않는다. 머리는 앞뒤가 나오거나 둥근 편이고 얼굴은 명랑하게 생겼다.

눈썹과 눈이 깨끗하고 눈이 반사적이라 안

광이 있어 시선을 맞추기가 두렵다. 입은 그다지 크지 않고 입술이 얇으며 턱이 뾰족한 것이 하관이 빠르다. 머리가 체격에 비해 비교적 큰 편이다.

피부는 희지만 윤기가 적고 땀이 별로 없다. 특히 얼굴색은 흰색에 붉은빛을 띠거나 황색을 혼합한 자도 있다. 피부와 근육은 약간 뻣뻣한 감이 있다. 손발이 항상 뜨거운 편이며 음성은 가늘다. 말소리는 낭랑하고 쓸데없는 이론을 싫어하며 말을 논리적으로 하지 못한다.

소양인은 많고 비교적 구별하기가 쉽지만 소양인 중에도 가끔 키가 작고 용모가 단정하며 마치 소음인같이 보이는 사람이 있기 때문에 용모만 가지고 소양인이 아니라고 단정해서는 안 되며 심성과 병증을 반드시 관찰해야 한다.

소양인의 심성

소양인의 기품은 굳세고 날랜 장점이 있어 말에 비유되며 양인(陽人)답게 강인함도 있고 적극성도 있어서 어떤 일을 착수하는 데 어려워하지 않는다. 너무 앞뒤를 재다가 시기를 놓치거나 앞뒤를 다 재놓고도 못 미더워 주저주저하다가 세월을 보내는 성격이 아니며, 시작이 반이라는 태도로 일을 쉽게 꾸민다. 행동거지가 활발하며 몸가짐이 날쌔고 민첩하여 답답해 보이지 않고 시원시원하다.

구심(懼心), 즉 두려워하는 마음을 항상 가지고 있다. 원래 무슨 일이든 쉽게 시작하고 가볍게 추진하는 대신 마무리에 서투른데다가 자꾸 일만 벌이는 습성이 있어 뒤에 가서 문제가 자주 생기다 보니 항상 무슨 일이 생길까봐 두려워하게 된다.

그럭저럭 잘 지나가면 별문제없지만 그런 경우가 자주 생기고 심각한 문제가 발생해서 심리적 타격을 입게 되면 구심이 점점 커지게 된다. 그래서 이 구심을 억누르지 못해 공포심 상태로 되면 건망증이 나타나는데, 이에 이르면 위험한 상태다.

항상 일을 벌이려고만 하고 거두어 정리하지 않는다. 밖으로 돌려고 할 뿐 안을 지키려 하지 않는다. 벌여놓은 일을 거두어 정리하지 않고 잘 안 되면 그냥 방치해버리고 또 다른 일을 벌이기 때문에 가족이나 동료를 애먹일 경우가 많다.

밖에서 칭찬받고 이름나는 것을 좋아하고, 안에서 충실히 일하는 것에는 큰 기쁨을 느끼지 못한다. 밖의 일이나 다른 사람을 돕는 일에는 신바람이 나면서도 집안일이나 자기 일은 등한시하는 편이다. 남의 일에는 희생을 아끼지 않으며 그 일에 보람을 느끼므로 자기 일을 돌볼 겨를이 없다.

편사지심(偏私之心)이 있다. 밖에서만 일을 성취하려 하고 안을 다스리지 않는 것이 지나치면 사사로운 정에만 치우치는 마음이 생긴다. 필요한 일과 불필요한 일, 중요한 일과 사사로운 일, 사적인 일과 공적인 일 등을 구분해서 절도 있게 처리하는 것이 아니고 기분이나 감정에 따라 일을 하게 된다. 여기에 이르면 사고방식이 너무 제멋대로이고 자기 기분에 좌지우지되어 남이 보기에는 매사가 무원칙해서 함께 믿고 일하기가 어려워 보인다.

매우 민첩하고 판단력이 빠르나 계획성이 적으며 일이 안 될 때는 체념을 잘한다. 의문이 생길 때는 물불을 헤아리지 않고 행동으로 옮겨 목에 칼이 들어와도 하고야 만다. 그러나 상대가 잘못을 뉘우칠 때는 즉시 동정으로 변하고 얼마 후에는 그 일을 잊으며 재론하지 않는다. 혹시 실수가 있으면 후회가 깊어서 애심(哀心)으로 변해 몸에 해를 입는다.

보기에는 경박하지만 다정다감하여 인정이 많고 봉사정신이 강해서 사람들이 호감을 갖는다. 솔직담백하여 마음속에 있는 것은 다 털어놓고 조그마한 꾸밈새도 싫어한다. 욕심이 적고 이해타산에 관심을 두지 않으며 오락에도 소질이 없다. 또 호색가도 못 되며 의처증이 많은 편이다.

소양인의 병증

소양인은 대변이 잘 통하면 건강한 상태다. 평소 대변 보는 것이 순조롭다가도 몸이 불편할 경우 변비부터 나타난다면 소양인으로 판단할 수 있다. 태음인은 변비가 생기기 쉽고 변비가 있어도 병이라고까지 볼 수 없는 경우가 많은 데 비해, 소양인은 대변이 잘 통하면 건강한 것이고 안 통하면 병이라고 할 만큼 뚜렷한 징표가 된다.

소양인이 대변이 불통하면 다른 증상은 볼 것도 없이 대병으로 보고 즉시 치료책을 강구해야 한다. 소양인은 병의 진행이 빠르므로 가볍게 보아서는 안 되기 때문이다. 대변이 2, 3일만 불통되어도 가슴이 답답하고 고통스러우면 중병이다.

소음인이 설사가 멎지 않으면 아랫배가 얼음장처럼 차지는 증세를 보이는 데 비해 소양인은 대변이 오래 불통되면 반드시 가슴이 뜨거워지는 증세를 보이는 것이 특징이다.

소양인은 신장기능이 약하기 때문에 연령과 체력에 비해 의외로 성기능 장애, 양기부족이 많고 여성은 다산을 하지 못한다. 또 대변 곤란, 구토, 복통, 설사 등이 자주 나타난다.

소양인의 식성과 소양인에게 적합한 식품

소양인의 식성은 더운 음식을 좋아하지 않으며 항상 비·위장에 열이 있으므로 겨울에도 냉수를 좋아한다. 무슨 음식이나 생냉한 것을 좋아한다. 소양인에게 적합한 식품은 육류 중에서는 돼지고기, 달걀노른자가 가장 좋고 굴, 게, 새우, 전복, 가자미 등의 해류가 좋으며 기름진 것은 좋지 않다.

과일 중에서는 딸기, 토마토, 바나나, 참외, 파인애플, 멜론 등이 좋으며 채소류 중에서는 오이, 호박이 가장 좋고 미나리, 느타리버섯,

숙주나물, 비름나물, 비트, 셀러리, 케일, 참깻잎 등도 좋다. 곡류로
는 보리, 옥수수, 녹두, 팥, 피, 참깨와 메밀 같은 냉면이 좋다.

소양인에게 적합한 약재와 처방

소양인에게 적합한 약재는 숙지황, 구기자, 사상자, 영지버섯, 차
전자, 토사자, 결명자, 시호, 석고, 지모, 영사, 방풍, 형개 등이다. 대
표적 처방으로는 보약으로 쓰이는 육미지황탕(六味地黃湯)과 몸살·
감기에 쓰이는 형방패독산(荊防敗毒散)을 들 수 있다.

육미지황탕	숙지황 16g, 산약·산수유 각 8g, 택사·목단피·백복령 각 6g
형방패독산	강활·독활·시호·전호·형개·방풍·적복령·생지황·지골피·차전자 각 4g

체격이 작고 마른 편인 소음인

소음인은 신대비소(腎大脾小, 신장기능이 잘 발달되어 있고 비장기능이 허약함)하므로 허리가 둥글고 엉덩이가 크지만 가슴이 좁고 가슴둘레를 싸고 있는 자세가 외로워 보이고 약하다. 상체보다 하체가 견실한 편이나 전체적으로는 체격이 작고 마르고 약한 체형이다. 간혹 키가 큰 사람도 있다. 몸의 위아래가 균형이 잘 잡혀 걸을 때는 자연스럽고 얌전하며 몸을 앞으로 숙이는 경향이 있다.

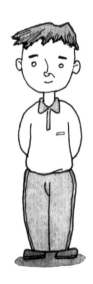

용모가 단정하고 여성의 경우는 오목조목하고 예쁘며 애교가 있다. 이마가 솟고 눈, 코, 입이 크지 않으며 눈에 정기가 없지만 미려

하고 유순하다는 인상을 준다. 얼굴은 흰 편이고 명랑한 표정이다.

말할 때는 눈웃음을 짓고 조용하며 침착하고 조리정연하다. 그러나 지나치게 이론적이며 천박한 제스처를 할 때는 도리어 야비해 보인다. 피부는 흰색으로 매우 부드럽고 밀착하여 땀이 적으며 겨울에도 손이 잘 트지 않는다. 손과 발은 찬 편이다.

소음인의 심성

소음인의 기품은 유순하고 침착해서 나귀에 비유되며 내성적이고 사교적이다. 겉으로는 유순하고 유연해도 속은 강하다. 마음씀 씀이가 세심하고 부드러우므로 사람들을 주위에 모으는 데 유리하고, 어떤 일을 하더라도 미리 작은 구석까지 살펴 계획하므로 매우 조직적이고 사무적이다.

편사심이 많아서 남을 오해하기 쉽고 불신하는 일이 많으며 작은 일에도 세심하고 과민성이 있어 마음이 늘 불안하다. 불안정지심(不安定之心)이다. 세심한 성격은 달리 보면 또한 소심한 성격이거니와 별일 아닌데도 조바심을 내고 불안해한다. 이 불안정한 마음은 비단 마음의 단점일 뿐만 아니라 이 때문에 건강에도 나쁜 영향을 미친다.

작은 일에도 걱정이 태산이니 먹는 것이 소화되지 않고 항상 억눌린 듯이 가슴이 답답하다. 불안정한 마음만 가라앉히면 비기(脾

氣)가 곧 살아나 건강해진다. 또 내성적이고 소극적인 성격이 지나치면 안일에 빠져버리기 쉽다. 밀고 나가면 크게 성취할 수 있는 경우에도 소극적인 성격으로 쉽게 거두고 만다. 주위 환경이나 조건이 열악해져 어려워지면, 이를 적극적으로 헤치고 나가기보다는 더욱 소극적이 되어 조그마한 모험마저도 꺼리게 되고 한없이 물러나기만 한다. 아무런 모험도 하지 않는다는 것은 결국 아무것도 하지 않는 것과 같으니 이 안일한 마음이 소음인의 심욕이다.

소음인은 머리가 총명해 판단력과 기억력이 뛰어나고 발명적인 재질도 있으며 생각이 치밀하고 조직적이다. 지능이 뛰어나 잘못 흐르게 되면 끔찍한 사건을 저지른다. 또 자기가 맡은 일은 빈틈없이 잘 처리하고 윗사람에게 비위를 잘 맞추는 편이며 지나친 아첨을 하기도 한다. 자기가 한 일에 남이 손대는 것을 가장 싫어하고 개인주의나 이기주의가 강해 남의 간섭을 싫어한다.

질투심이나 시기심이 많아 한번 감정이 상하면 오래 풀리지 않는다. 경우에 따라서는 묵은 꼬투리를 끄집어내 현재의 경우와 결부하기도 한다. 남을 불신하고 인색해서 적은 손해라도 보지 않으려 이해타산에 얽매이는 일이 많다. 소음인 여성은 깔끔하고 착실하게 가정을 이끌어나간다. 아기를 잘 낳고 매사에 치밀하며 밖으로 나가지 않는 등 그야말로 알뜰살뜰하게 가정을 꾸린다. 소음인의 생리 특징은 가끔 무의식중 긴 한숨을 쉬는데 남 보기에 고민이 많은 사람 같다.

소음인은 먹은 것이 소화가 잘되고 대변을 잘 보면 건강한 상태다. 소음인은 비(脾)의 기운이 허약한데, 비의 기가 살아나 소화가 잘되면 건강한 것이다. 음식을 보아도 먹고 싶은 생각이 없고 먹어도 가슴이 그득하면 소음인은 스스로 몸이 불편함을 느낀다. 소음인은 땀이 많이 나오면 병이다. 태음인과 달리 허한 땀이 나오면 병이 이미 진행되고 있는 것이니 서둘러 치료해야 한다. 설사가 멎지 않으면서 아랫배가 얼음장같이 차가운 증상은 중병이다.

소음인은 비위(脾胃)기능이 약하기 때문에 이로부터 비롯하는 병이 많다. 평생 위장병을 달고 살아가다시피 하는 사람은 보통 소음인이다. 다른 병이 있더라도 비위가 별 탈이 없으면 크게 염려할 바가 없으니, 소음인의 병은 어떤 병을 불문하고 땀이 많지 않고 물을 잘 마실 수 있으면 큰병이 아니다. 또 소음인은 질투가 심해서 작은 일에도 마음을 끓이고 늘 불안정하므로 신경증 질환이 많다.

소음인의 식성과 소음인에게 적합한 식품

소음인의 식성은 더운 음식을 좋아하며 맛있는 것을 골라서 먹기를 즐긴다. 소음인에게 적합한 식품은 육류 중에서는 닭고기, 개고기가 가장 좋고 양고기, 염소, 꿩, 오리, 노루, 토끼, 미꾸라지, 뱀

장어, 멸치, 달걀흰자 등도 좋다. 과실류는 사과, 귤, 복숭아, 레몬, 대추, 석류 등이 좋고 채소류는 당근, 생강, 시금치, 쑥, 감자, 고구마, 파, 마늘, 고추, 부추, 후추 등이 좋으며 미역, 김, 다시마, 파래 등 해조류도 좋다. 곡류로는 찹쌀이 가장 좋으며 조나 차좁쌀도 좋다.

소음인에게 적합한 약재와 처방

소음인에게 적합한 약재는 인삼, 꿀, 부자, 계피가 가장 대표적인 약물이고 감초, 진피, 반하, 천궁, 당귀, 황기, 작약, 향부자, 소엽, 파두, 두충 등도 좋다. 대표적 처방으로는 소음인 보약인 보중익기탕(補中益氣湯) 외에 십전대보탕, 향사육군자탕, 곽향정기산 등이 있다.

보중익기탕	인삼·황기 각 12g, 백출·당귀·진피·감초 각 4g, 소엽·곽향 각 2g

2장

건강하게
오래 살려면

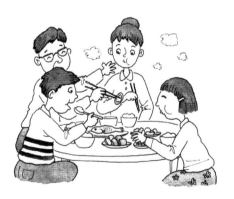

어떻게 해야 건강하게 오래 살까

인생에서 가장 소중한 것이 무엇이냐고 물어보면 누구나 건강이라고 대답할 것이다. 우리 속담에 "삼정승 부러워하지 말고 내 한 몸 튼튼히 가져라"는 말도 있듯이 부자 중에서 진정한 부자는 바로 건강한 자다.

재산을 잃는 것은 조금 잃는 것이요, 명예를 잃는 것은 많이 잃는 것이요, 건강을 잃는 것은 모두 다 잃는 것이다. 이렇듯 어떤 이익을 위해 건강을 희생하는 자야말로 가장 어리석은 자다.

건강의 진정한 의미

세계보건기구(WHO)에서는 "건강이란 단순히 병이나 허약한 것이 없다는 것이 아니라 육체적·정신적·사회적으로 완전히 평안한 상태를 말한다"라고 했다. 건강을 육체적인 측면에서만 생각하는 것은 잘못된 것이고 육체를 무시하고 정신적 측면으로만 생각하는 것도 역시 잘못된 생각이다. 즉 건강은 육체적·정신적·사회적으로 종합해서 평가해야 한다.

한의학에서 건강이란 음(陰)과 양(陽)이 체내에서 조화를 이루어 균형 잡혀 있는 것이다. 따라서 질병 상태는 음과 양이 체내에서 조화를 이루지 못해서 오는 음양의 불균형을 뜻한다. 음양의 이론은 한의학의 기초이론으로 본래의 근원은 《주역(周易)》에서 시작되었으며 자연계와 인간의 밀접한 관계를 전체적 관념에서 천(天)·지(地)·인(人) 등을 동일하게 관찰하여 해석한 것이다.

《내경(內經)》에는 "오장은 외기(外氣)와 상호 교류해 우주의 음양과 인체의 음양이 일체를 이룬다"라는 말이 있다. 자연은 대우주(大宇宙)요 사람은 소우주(小宇宙)인 까닭에 자연과 인간은 떨어져서는 살 수 없다. 그러므로 인간은 자연에 순응해야만 건강하고 장수할 수 있는 것이다.

장수마을의 비결

세계적으로 유명한 3대 건강 장수촌을 꼽는다면 파키스탄의 훈자 지방, 구소련 캅카스산맥의 그루지야·아브하지야 지방, 에콰도르 안데스산맥에 있는 빌카밤바 지방을 들 수 있는데 이들 장수촌의 공통된 특징은 다음과 같다.

첫째, 공기가 맑아 항상 맑은 공기를 마신다.

둘째, 물이 맑아 항상 깨끗한 물을 마신다.

셋째, 가공되지 않은 순수 자연식품을 먹는다.

요즈음 쓰레기·공해 문제가 심각하게 대두되고 환경 및 자연보호 운동이 각계에서 벌어지는 것은 자연 속에서 자연과 더불어 활동하고 살아가는 것이 건강한 삶을 누리는 것이라고 깨달았기 때문이다.

그러나 아직도 많은 사람이 자연적인 것보다는 인공적이고 가공된 것을 좋아한다. 산사에서의 시원한 감로수보다는 캔으로 포장된 음료수를 마셔야 시원함을 느끼고, 김치와 된장찌개의 푸근함보다 통조림·인스턴트식품 등 화학조미료의 맛을 더 느끼려고 한다.

자연적이고 순수하고 한국적인 것보다는 과학적이고 인공적이며 서양적인 것을 세련되었다고 생각한다. 이러한 사고를 하는 사람들은 서양의학이 복잡한 기계와 설비를 사용해 인체의 건강을 저울질함으로써 뭔가 세련된 듯하고 과학적이고 존경심을 일으키게 한다고 생각한다.

거기에 비해 한의학은 비과학적인 것 같기도 하고 덜 세련된 듯도 하며 주위에서 쉽게 찾을 수 있는 치료법 같아 그렇게 중요하게 여기지 않는 경향이 있다. 한의학이 푸대접을 받아온 것도 사실 서양 문물이 쏟아져 들어온 100년 남짓한 세월밖에 되지 않는다. 그 이전 수백 년, 수천 년 동안 민족의 건강을 지켜온 공로는 까마득히 잊고 살고 있다.

건강은 식탁에서 나온다

보기 좋게 치장되고 그럴듯한 문구와 과학적이라는 허구로 과대 선전되는 화학약품과 수입약품에 현혹되어 공기와 물의 중요성을 잊었다. 매일 아침저녁 식탁에 오르는 쌀, 보리, 콩, 팥, 율무, 참기름, 도라지, 더덕, 생강, 파, 마, 우리가 즐겨 먹는 밤, 호두, 대추, 은행, 인삼차, 오미자차, 구기자차, 영지차, 결명자차, 산수유차, 칡차 등이 모두 한약재로 우리 몸을 지켜주고 튼튼하게 해주는 것임을 무심히 지나치고 있다.

일부 몰지각한 의사들은 "한약을 먹으면 간이 나빠진다"거나 "한약을 먹으면 오히려 건강이 나빠진다"고 말하는데 그들은 화학약품으로 된 식사만 해야 할 것이다. 아침저녁 식탁에 오르는 거의 모든 식품이 한약재로 쓰인다는 사실을 모르는 것이다. 도토리가 중금

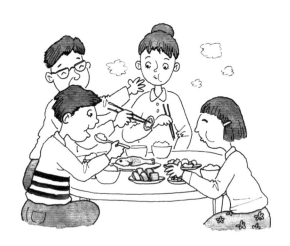

속을 제거하고 구기자, 영지버섯, 은행잎이 성인병에 탁월한 것처럼 자연의 질병 치유력은 무한하다.

인생에서 생로병사처럼 중요한 문제가 없다. 인간 존재의 본원적 고뇌가 바로 생로병사다. 건강법이니 의학이니 하는 것도 결국 인생의 4가지 고통인 생로병사와 관련되어 있다.

의학은 병을 중심으로 하여 어떻게 하면 병이 생기지 않게 예방하고 병이 생기면 어떻게 치료하며 어떻게 하면 건강하게 오래 살 수 있을까 등 인간의 고민과 관계되는 학문이라고 할 수 있다. 그러므로 의학과 종교는 출발과 목표는 비슷하지만 고민을 푸는 방법은 서로 다르다. 서로 다른 방법이 어떻게 조화를 이루게 하느냐 하는 것이 문제다.

만물은 생생사사(生生死死), 시간과 더불어 변화해 고정된 것이 하나도 없다. 변화하니까 시간도 흐르는 것이지 변화되지 않는 곳에는 시간도 없다. 죽고 사는 일이 중요하다 하더라도 긍정적으로 받아들여야 할 것은 받아들이는 것이 지혜로운 인생이라고 할 수 있다.

《채근담》에 "지생지필사 즉보생지도 불필과로(知生之必死 則保生之道 不必過勞)"라고 했는데, 이는 생명에는 반드시 죽음이 있다는 것을 깨닫는 것이 생명을 보존하는 길이니 쓸데없이 지나치게 고민할 필요가 없다는 뜻이다. 따라서 건강하게 오래 사는 길은 깨끗한 공기, 깨끗한 물, 가공되지 않은 순수 자연식품과 더불어 욕심을 버리고 마음을 비우는 것이라 할 수 있겠다.

침을 맞으면 엔돌핀이 분비된다?

침술요법은 침을 인체의 일정한 부위에 찌르고 여러 수법을 실시해 장부경락의 기능을 조절하며 체내의 창병능력을 높여 질병 치료는 물론 예방 목적에 도달하는 것이다. 인체의 기혈(氣血)이 경락을 따라 정상적으로 순환할 때는 인체의 정상적 활동을 보장하지만 그렇지 못할 경우에는 각종 질병에 시달리게 된다. 이때 인체의 경혈(經穴)에 침을 놓으면 경락에 작용하여 기혈의 순환이 정상화되고 신체의 기능이 회복된다. 경락과 기혈은 모두 눈으로는 직접 볼 수 없어도 기능면에서 그 작용이 나타나는 한의학적 개념을 말한다.

경락의 비밀을 밝혀낸 '봉한학설'

기(氣)는 생명력, 원기, 호흡 등을 관장하고 혈(血)은 체내의 영양 물질, 체액 모두를 관장한다. 경락은 생명체에서 바로 이들 기와 혈이 순환하는 이동통로를 말한다. 우리 몸속에는 이러한 기혈의 이동통로가 가로로 가늘게 15개, 세로로 굵게 12개 얽혀 있는데, 가로로 뻗어 있는 통로를 락(絡)이라 하고 세로로 뻗어 있는 통로를 경(經)이라 한다. 경과 락 이외에도 기혈의 응급통로인 기경팔맥(奇經八脈)이라는 것도 있다. 눈으로 볼 수 없고 단지 한의학적 개념으로만 인식되었던 경락이 북한 의학자 김봉한에 의해 그 실체가 발견되었다. 이러한 사실은 오래전 발표되어 세계 의학계에 대단한 센세이션을 불러일으켰다. 이것을 이른바 '봉한학설'이라 한다.

김봉한은 서울 의대 전신인 경성제국대학 의학부를 졸업한 뒤 고려대 의대 전신인 경성여자의과대학 교수로 재직했다. 6·25전쟁으로 월북하게 되었고, 평양의과대학 생물학 교수로 재직하면서 동양의학의 과학화 산업에서 중심인물로 부각되어 1961~1965년까지 다섯 편의 획기적인 논문을 발표해 세계 의학계를 놀라게 했다. 그러나 1967년 북한의 최대 정변 중 하나인 갑산파 숙청사건에 연루되어 그의 학설은 하루아침에 매장되었다.

김봉한의 '봉한학설'은 경락이 사람의 생명, 노화, 질병, 죽음에 이르는 모든 생로병사를 주관하는 하나의 통로라는 것이다. 봉한학설은 형이상학적인 한의학 개념으로만 이해되는 아주 신비로운 것이다. 위장질환의 경우 손등에 있는 합곡(合谷)이라는 침 자리와 무릎 밑에 있는 족삼리(足三里)라는 침 자리에 침을 놓고, 여성질환인 생리불순이나 생리통 등에는 안쪽 복숭아뼈 위에 있는 삼음교

(三陰交)라는 침 자리에 침을 놓는다. 치질인 경우 머리의 정수리에 있는 백회(百會)라는 침 자리에 침을 놓는다.

위장질환, 자궁질환인데도 손등이나 다리에 침을 놓았는데 효과가 있는 것은 위장이나 자궁의 경락이 손이나 다리까지 뻗쳐 있다는 것을 말한다.

눈에 보이지 않는 경락을 객관적 실체로 밝혀놓은 학설이 바로 '봉한학설'이다. 방사선 조사법과 전자현미경을 이용해 경락의 흐름을 파악했고, 특정 경혈에 색소를 투입했을 때 어떤 장기에 그 색소가 나타나는지를 추적하는 특수 세포도포법을 이용해 경락의 실체를 확인했다.

그 결과 경락이 생명의 발생과 유지를 원천적으로 책임지는 조직이라는 사실이 밝혀졌다. 더욱 놀라운 사실은 수정란으로부터 태아가 발생하는 과정에서 제일 먼저 생기는 것이 바로 경락조직이라는 것이다. 경락이 생기지 않고는 다른 어떠한 조직이나 기관도 만들어질 수 없다.

경락과 침술의 관계

눈으로 보이지 않는 경락을 통해 기의 흐름을 알 수 있고 인간은 그 기를 조정함으로써 질병을 예방, 치료하는 것이 바로 침술요법의 특징이다. 경락의 어느 곳을 자극해야 질병을 예방하고 치료할 수 있는가 하는 문제가 있다.

체내의 어떤 장기에 질병이 생기면 그 장기의 이상은 곧바로 연관되어 있는 경락으로 전달되어 피부에 과민한 반응을 일으키게 된다. 경락상에 나타난 이와 같은 이상반응점을 경혈(經穴)이라 부르며 이 경혈이 바로 침을 놓을 수 있는 침점이 되는 것이다. 경혈의 이상반응은 뻐근하거나 퍼렇게 멍든 색깔을 띠기도 하고 경혈 부위의 색이 정상피부와 달리 나타나기도 한다. 또는 누르면 통증이 있거나 감각에 이상이 있는 등 여러 양상으로 나타난다.

이렇기 때문에 경혈에다 침을 놓게 되면 다른 부위보다 자극이 강하게 나타나는데, 자극이 강할수록 그리고 그 자극이 다른 부위까지 널리 퍼질수록 효과는 훨씬 더 커진다. 침치료는 어떤 종류의 침으로 어떤 부위에 어떤 방법으로 자극을 주면서 얼마 동안 있다가 어떤 식으로 침을 빼느냐에 따라 효과가 다르게 나타난다.

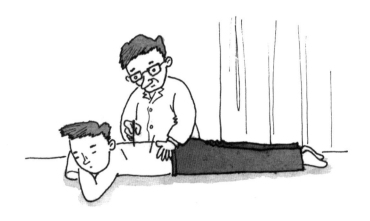

침치료 효과를 크게 둘로 나누어 설명할 수 있는데, 먼저 몸이 지치고 기능이 이상 저하되었을 때 침의 보법(補法)을 써서 침의 플러스 효과를 얻어야 하고, 반대로 몸이 긴장되고 이상 항진되었을 때는 침의 사법(瀉法)을 써서 침의 마이너스 효과를 얻어야 한다. 따라서 침은 기능 이상 저하나 기능 이상 항진을 동시에 치료할 수 있다. 침의 효과는 이렇게 기의 불균형을 조화시키는 것이다.

침의 효과

침술치료에는 다음과 같은 효과가 있다.

진통작용이 있다

침은 체내에서 엔돌핀 분비를 촉진해 진통효과를 얻게 한다. 신경통, 관절염인 경우 침치료를 하면 진통효과가 상당히 큰데 그것은 바로 뇌에서 엔돌핀이라는 물질을 분비시키기 때문에 나타나는 효과다. 엔돌핀은 생체 내의 모르핀이라 하여 모르핀의 작용과 같은 진통효과가 뛰어나다. 이 엔돌핀은 운동 후, 기분이 좋을 때, 남녀 간에 애정을 나눌 때도 분비가 촉진된다.

체내를 항상 일정한 상태로 유지하는 작용을 한다

스트레스 등 외부로부터 어떤 자극이 주어지더라도 우리 몸을 항상 일정하게 유지해주고 질병으로부터 우리 몸을 방어해 저항력과 면역기능을 높여준다. 아울러 자연치유력을 강화해준다.

소염작용이 있다

침치료를 하면 혈액 중 '하이드로고이티즌'이라는 물질이 증가되어 백혈구가 식균작용을 할 수 있고 항체가 활발하게 작용할 수 있게 된다.

세포에 활력을 주고 세포를 증식한다

침치료를 하면 침 주위에 유전자가 모이게 되고 그 부근 조직에는 양전자가 모이게 된다. 따라서 그 사이에 전압 차이가 생겨 침을

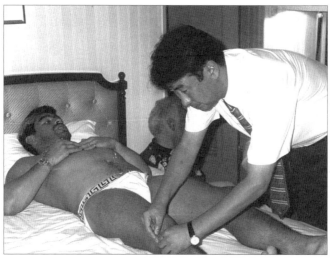

축구 신동 마라도나가 필자에게 침술치료를 받는 장면

놓은 부위 쪽으로 전류가 흐르게 되어 세포의 전기활성이 왕성해진다. 이렇게 세포에 전기활성이 왕성해지면 세포에 활력을 주게 되어 새로운 세포증식이 이루어지게 된다.

침술치료는 고혈압, 중풍, 관절염, 신경통 등 질병뿐만 아니라 마취술, 비만증, 색맹, 색약, 알코올중독·담배중독·마약중독 등 약물중독 치료에도 활발히 응용되고 있다. 축구 신동 마라도나가 약물중독 후유증과 혈류장애로 오는 허리와 팔다리의 마비감, 저린 감으로 온갖 치료를 다 받아보았으나 효과를 보지 못했다.

마라도나가 재기전을 치르기 위해 한국에 왔을 때 축구협회 측 소개로 필자에게 침치료를 받았다. 10회 침술치료로 몇 년간 고생하던 위의 증상이 모두 사라지고 완치된 사례가 있다.

두뇌활동을 증진하면 오래 산다?

뇌세포는 약 140억 개로 이루어져 있으며 30대부터 줄어들기 시작하여 매일 10만 개 정도씩 파괴되며 감소된다. 90세가 되면 20대의 약 절반가량으로 줄어들게 되지만 그다지 걱정할 필요가 없다. 사람의 뇌세포 중에서 실제로 활용하는 것은 전체의 10% 정도밖에 되지 않는다. 세포의 수효가 줄어드는 것이 문제가 아니라 세포와 세포 사이의 회로를 형성하는 연결이 끊어지는 것이 두뇌를 나쁘게 만드는 원인이 된다.

뇌신경세포 사이의 회로가 끊어지지 않게 하려면 뇌를 항상 활동시켜서 자극해주는 것이 필요하다. 결국 건강하게 오래 살기 위해서는 뇌를 활동시키는 운동이 무엇보다 필요하다. 옛날부터 정신수양이 높은 스님들이나 두뇌활동을 하는 선비·학자들이 비교적 장수한 것도 두뇌가 건강했기 때문이다. 치매 등에 걸려 뇌의 기능이 나빠지면 신체적 저항력마저 저하되어 질병에 걸리기 쉽고 수명도 단축된다.

집중력과 기억력을 증진하는 방법

두뇌활동을 높여 집중력과 기억력을 증진하는 방법은 다음과 같다.

충분한 수면을 취해야 한다

머리를 쓸 때는 반드시 필요한 두 가지 물질, 즉 양성반응을 일으키는 플러스 물질과 음성반응을 일으키는 마이너스 물질이 필요하다. 이 두 물질은 밤 동안 수면 중에 뇌수에서 가장 활발하게 만들어져 저장되었다가 낮 동안 아낌없이 쓰인다. 따라서 수험생은 수면을 충분히 취해야만 최대한 능률을 올릴 수 있다.

특히 새벽 1~6시 사이는 수면의 영양가치가 가장 높고 뇌세포를 가장 활성화하는 시간대이므로 이 시간에는 수면을 충분히 취해야 한다.

《동의보감》에도 "어린 나이에는 기혈이 왕성하고 근육이나 피부가 윤택하며 기순환이 잘되고 혈액순환과 신진대사가 원활한데, 이러한 것도 밤에 잠을 잘 자야 정상적으로 소통될 수 있으며 낮에도 정신이 맑아진다"라는 내용이 있다. 이는 밤에 잠을 잘 자면 공부하는 동안은 정신이 맑아져 집중력과 기억력이 증진될 수 있다는 뜻이다. 숙면을 취하려면 대추가 진정·안심작용을 하므로 대추차를 마시는 것이 좋다.

불포화지방산은 많이 섭취해야 한다

분식에 많이 들어 있는 당질이나 단백질, 철분 등 기본적인 것들도 꼭 필요하지만 불포화지방산도 뇌의 활동에 중요한 영양소 중 하나다. 뇌세포는 약 60%가 불포화지방산으로 구성되어 있고 수시로 이것을 받아들여야 하는 구조로 되어 있다. 따라서 불포화지방산이 결핍되어 있으면 그 대용으로 나쁜 포화지방산을 받아들이게 된다.

예를 들어 집을 지으려고 할 때 건축 재료가 좋지 못하면 좋은 집을 지을 수 없는 것처럼 좀 더 우수한 두뇌를 만들기 위해서는 불포화지방산이라는 좋은 재료가 필요하다. 불포화지방산은 뇌세포 중 신경섬유를 만드는 성분으로 알려져 있다.

신경섬유는 한 세포에서 다른 세포로 신호를 보내는 전선과 같은 것으로 신경섬유가 건강을 유지하게 되면 자연히 뇌의 지적 활동은 증강된다. 따라서 뇌의 활동을 좌우하는 가장 중요한 성분이 바로 이 불포화지방산이다.

불포화지방산을 함유하고 있는 식품으로는 호두, 호박씨, 참깨, 해바라기씨, 등푸른생선 등을 들 수 있다. 특히 참깨에 대해《동의보감》에서는 "오래 먹게 되면 몸이 가뿐해지고 오장이 윤택해지면

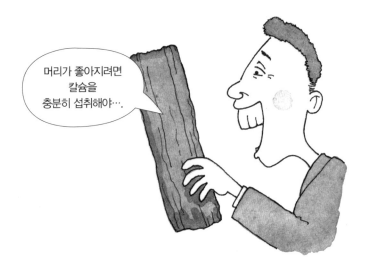

서 머리가 좋아진다"라고 했다.

칼슘은 충분히 섭취해야 한다

칼슘은 뇌신경을 강화하며 뇌신경의 이상흥분을 진정시킨다. 칼슘 성분이 부족할 경우에는 쉽게 피로해지고 머리도 맑지 못하다. 칼슘 성분이 많이 함유된 식품으로는 마른 해조류(특히 미역), 썰어 말린 무, 말린 표고버섯, 참깨 등을 들 수 있다.

비타민, 특히 비타민 C를 먹어야 한다

비타민을 공급하기 위해서는 당귀라는 한약재를 차로 끓여 마시면 좋다. 당귀는 뇌세포의 핵분열을 촉진해 세포의 생명력을 연장하고 기억세포의 기능을 강화한다. 따라서 기억력을 증진할 뿐만 아니라 얼굴에 혈색이 돌게 하면서 어지러움도 없어지고 지구력도 강화된다.

셀레늄이라는 성분도 필요하다

셀레늄은 뇌세포와 세포막을 보호해주는 성분으로 뇌의 노화를 예방하고 뇌를 건강하게 해주는 작용을 한다. 셀레늄을 많이 함유한 식품으로는 두유, 통밀류, 유제품, 버터나 동물의 간, 마늘, 패류 등을 들 수 있다.

한약재 중에서는 잇꽃이라고 불리는 홍화에 셀레늄이 많이 들어 있다. 특히 홍화에서 뽑아낸 홍화유는 뇌혈류량을 늘리고 뇌혈류 상태를 원활히 해주기 때문에 수험생에게는 더없이 좋다. 이밖에 인삼이나 식초도 뇌세포를 활성화하는 좋은 식품으로 알려져 있다.

뇌의 노화는 뇌세포에 지방과 노폐물이 쌓여 뇌세포가 무력해짐으로써 쉽게 일어날 수 있기 때문에 가능한 한 지방 섭취를 줄이고 소금을 덜 쓰는 것이 뇌를 위해 큰 도움이 될 것이다. 가벼운 운동을 날마다 계속하는 것도 체내 산소흡입을 활성화해 기억력 증진에 도움이 된다.

두뇌활동을 증진하는 한방처방

두뇌활동을 증진하는 좋은 처방으로는 총명탕과 귀비탕을 들 수 있다. 특히 총명탕은 백복신, 석창포, 원지 등으로 구성되어 있으며, 뇌의 혈액순환을 좋게 하고 뇌세포에 신선한 산소를 공급해줄 뿐만 아니라 뇌의 노폐물까지 배설해주므로 수험생에게 더없이 좋은 약이다.

청신총명탕 (淸神聰明湯)	백출·백복신·석창포 각 1돈 반, 인삼·진피·반하·백복령·건지황·백작약·당귀·맥문동·원지·용안육·산조인(초) 각 1돈, 천궁·방풍·천마 각 7푼, 감초 5푼, 생강 3쪽, 대추 2개. 머리를 맑게 해주고 어지럼증을 없애준다.

무더운 여름을 건강하게 나려면

보신(補身)이란 몸을 튼튼히 하여 질병을 예방하고 건강하게 장수하도록 하는 것을 말한다. 인체가 쇠약해지고 늙는 주요 원인은 음양의 평형이 깨졌기 때문이다. 따라서 음양의 평형을 조화롭게 하는 것이야말로 보신(補身)의 기본 법칙이다.

만약 대자연을 본받아 부족한 것을 보하고 치우친 것을 바로잡는다면 음이 화평하고 양이 치밀해져 인체가 길고 긴 봄날을 맞이하는 건강상태에 도달할 수 있다.

보신의 기본 법칙

보신의 기본 법칙을 살펴보면 다음과 같다.

사시(四時)에 순응하며 음양을 보호하고 길러야

봄에는 발생하고[生] 여름에는 자라나며[長] 가을에는 거두어들이고[收] 겨울에는 저장하는[藏] 것은 생물이 사시(四時) 음양변화에 순응하는 총괄적인 규율이다. 따라서 양생·보신을 잘하는 사람은 반드시 사시에 순응하는 것이다.

음양의 허손(虛損)을 충분히 보충해야

음양의 허손은 인체를 늙고 병들게 하는 근본 원인이다.《소문(素問)》을 보면 "40세가 되면 음기가 줄어 기거가 쇠약해지고 50세가 되면 양기가 날로 쇠약해지며 허손(虛損)이 날로 심해진다"고 했다.

따라서 생명의 과정, 즉 살아가는 동안 끊임없이 음양 양기(兩氣)에 대한 보호양생을 중시해야 하는 것 외에도 인체의 구체적 정황을 근거로 하여 적당하게 양기(陽氣)를 보익하고 음정(陰精)을 자양하여 소모를 보충해야 한다. 만약 음양 양기(兩氣)가 충분히 회복되면 노쇠를 늦출 수 있다.

노여움이나 즐거움이 지나치지 않게 조절해야

지나치게 화를 내면 음과 간장이 손상되고 지나치게 웃으면 양과 심장이 손상된다.

체질에 맞는 음식으로 음양을 더욱 튼튼히

사람의 체질이 음에 치우치거나 양에 치우치는 구분이 있으며, 음식에도 차고 따뜻함의 구별이 있기 때문에 구체적인 정황을 근거로 하여 적당한 음식을 선택하고 음양을 조화롭게 하여 정기(精氣)를 보익해야 한다.

무더운 여름을 건강하게 보내는 법

보신의 기본 법칙에서 사시(四時)에 순응하는 것은 양생·보신에서 가장 중요하다고 강조했다. 이는 사시의 기후변화에 적응해야만 건강하고 장수할 수 있음을 말하는 것이다. 사시기후(四時氣候)에 순응하는 것은 양생·보신에서 매우 중요하다.

《영추(靈樞)》〈본신(本神)〉에서 "지혜로운 자가 양생할 때는 반드시 사시에 순응하여 그 기후변화에 적응하며, 노여움이나 즐거움이 지나치지 않도록 조절하고 거처를 편안하게 하며, 음양이 치우치지 않도록 절제하여 강함과 부드러움이 조화를 이루도록 하는데, 이와 같이 하면 사시의 부정한 사기(邪氣, 병을 일으킬 수 있는 나쁜 기운)가 침입하지 못하므로 장생한다"라고 했다. 이는 반드시 사시의 기후변화에 적응해야만 건강·장수할 수 있음을 말한 것이다.

한의학에서는 여름 석 달을 번수(蕃秀, 무성하고 꽃피며 열매 맺는다)라 하여 이 계절은 천지의 기가 서로 사귀고 만물이 꽃피고 열매 맺는 시기라 여긴다.

여름은 자연의 기후 중 화기가 왕성한 때여서 주위 온도가 높아지므로 체온의 발산이 땀으로 나타나는데, 땀으로 수분과 염분뿐만 아니라 기라는 에너지가 우리 몸에서 빠져나가게 된다. 우리 몸에서 기가 많이 빠져나가면 체내의 기, 즉 에너지가 감소하여 생리기능이 저하되고 배 속이 차가워진다.

이러한 현상을 인체의 여름철 생리기능 현상이라 하는데, 한의학적으로 설명하면 양기가 표면으로 발산되고 음기가 장내에 잠복함으로써 배 속이 냉해지는 것이다. 여름철에 배탈이 잘 나는 이유가 여기에 있다.

따라서 여름철에는 얼음물, 생냉한 과일이나 채소는 함부로 과식하는 것을 절제하여 배 속을 항상 따뜻하게 해야 병사(病邪, 병을 일으키는 요소)가 침범하지 못하며 혈기가 왕성해진다.

여름철 보약

흔히들 여름철에 보약을 먹으면 약기운이 땀으로 빠져나가기 때문에 여름철 보약은 피하는 게 좋다는 말을 하는데 이는 아주 잘못된 편견이다. 땀으로 기가 빠져나가 차가워진 속을 데울 수 있는 가장 효과적인 방법은 체내에서 높은 열량을 낼 수 있는 고단백 음식, 즉 삼계탕, 보신탕, 추어탕 등을 섭취하거나 보약을 복용하는 것이다.

82

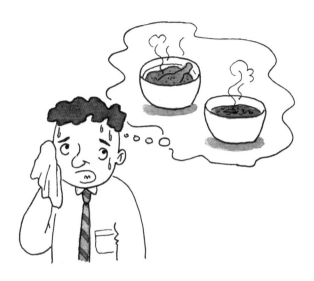

또 한의학에서 여름철은 성장과 생화(生花)의 계절이기도 하므로 충분한 영양섭취와 보약이 필요한 시기다. 여름철은 심장(火, 화기)의 기운이 왕성해지고 신장(水, 체액)이 쇠약해지기 쉬운 계절이다.

따라서 심화(心火)가 상충되지 않고 심장이 안정되도록 심지(心志)와 사려(思慮)를 조화시켜야 하고, 신기(腎氣)를 보하는 따뜻한 약을 복용해야 하며, 정기(精氣)가 많이 소모되지 않도록 경계해야만 한다. 이렇게 조심하지 않으면 여름철에는 질병에 걸리지 않더라도 가을철에 감기, 설사, 토사곽란 등의 질환으로 고생하게 된다.

여름철 건강식품

여름철에 생리적으로 차가워진 속을 따뜻하게 해주고 체액을 보충해주는 근본적인 방법은 열량이 높은 음식을 섭취하는 것이다. 기본적으로 삼계탕, 보신탕, 추어탕이 좋고 땀이 많이 날 경우 삼계탕에 황기를 넣으면 효과가 뛰어나다.

여름철 차로는 오미자차, 인삼차, 수정과가 좋고 더욱 좋은 방법은 생맥산으로 맥문동 10g, 인삼 5g, 오미자 5g을 차로 하여 수시로 마시는 것이다. 열을 식히고 목의 갈증을 가라앉히는 죽으로는 죽엽죽(대나무잎죽), 생노근죽, 국화죽, 녹두죽 등이 좋으며 체질에 따라 녹용을 가미한 보약도 좋은 방법이다.

추운 겨울을 건강하게 나려면

 자연계는 끊임없이 운동하고 변한다. 사계절의 기후 또한 자연계의 환경조건으로 끊임없이 변하고 있다.

 고대 의사들은 1년 사계절 기후변화에서 정상 규율을 춘온(春溫, 봄은 따뜻함), 하열(夏熱, 여름은 더움), 장하습(長夏濕, 장마철은 습함), 추조(秋燥, 가을은 건조함), 동한(冬寒, 겨울은 추움)으로 표현했다. 모든 생물은 이러한 기후변화의 영향 아래 반드시 춘생(春生, 발생), 하장(夏長, 성장), 장하화(長夏化, 변화), 추수(秋收, 수렴), 동장(冬藏, 저장) 등 상응하는 변화를 일으키며, 인류의 생리활동 또한 이와 상응하여 뚜렷하게 변한다.

 예를 들면《영추(靈樞)》에서 "여름에 옷을 두껍게 입으면 주리(腠理, 살갗의 결)가 열리므로 땀이 나온다. … 날씨가 추우면 주리가 닫혀 기의 흐름이 원활하지 못하므로 수액이 방광으로 흘러가 소변과 기로 변한다"고 했다. 이는 바로 춘하(春夏)에는 양기(陽氣)가 발설하여 기혈이 바깥으로 순행하며, 그로써 피부가 느슨해져 땀을 많이 흘리게 되고, 추동(秋冬)에는 양기를 거두어 저장하므로 기혈이 안으로 순행하며, 그로써 피부가 치밀해져 땀이 적고 소변이 많아진다는 뜻이다.

겨울철 양생

겨울철은 북방에서 찬바람이 몰려오며 태양과 거리가 멀어져 어둡고 차고 냉하므로 만물이 모두 거둬들여져 저장되는 때다. 또 음기(陰氣)는 많아지고 양기(陽氣)는 적어지는 계절이다. 따라서 겨울철 양생은 마땅히 한기를 막고 따뜻하게 보전하며 일과 휴식을 적절하게 조정하고 음정(陰精)이 내부에서 잘 저장되게 하여 양기가 함부로 새어나가지 않게 해야 함은 물론 겨울철 자연기후에 잘 적응해야 한다. 이렇게 해야만 비로소 '음평양비(陰平陽秘, 음과 양은 서로 의존되고 통일되어 있기 때문에 음기가 조화로워야 양기가 자기 기능을 원만히 할 수 있다는 말)' 단계에 도달해 무병장수할 수 있다.

《소문(素問)》에서 "동삼월(冬三月)은 폐장(閉藏, 닫히고 저장)이라 한다. 물이 얼고 땅이 갈라지니 이때에는 화평한 양(陽)을 어지럽히지 말고, 일찍 자고 늦게 일어나며 반드시 햇빛이 비친 후 움직여야 한다. 또 엎드려 숨은 듯이 사사로운 욕심이 있는 듯이 자기에게 얻은 것이 있는 것처럼 하며, 추운 것을 피하고 따뜻한 데로 나아가되 피부에 응하여 위기(衛氣, 몸을 방어하는 기운)가 자주 새어나가지 않게 할 것이니, 이것이 동기(冬氣)에 응하여 장(藏, 저장)을 기르는 방법이다"라고 했다.

구처기(邱處機)는 "겨울철 석 달은 음식의 맛은 마땅히 신맛을 줄이고 쓴맛을 더하여 심장의 기운을 잘 다스려야 한다. 겨울철의 신수(腎水)는 짠맛이므로 수(水)가 화(火)를 이겨 심장에 병이 전해질까 염려되므로 마땅히 심장을 잘 다스려야 한다. 또한 마땅히 밀실에 거처하고 옷을 따뜻하게 입어야 하며, 음식을 조절하고 추위와 더위를 적절히 하여 찬 바람을 쏘이지 말아야 한다. 겨울에는 양기(陽氣)가 안에 있고 음기(陰氣)가 밖에 있어 대부분 위는 덥고 하체는 차가운 상열하랭(上熱下冷)의 질병이 발생하기 쉽다.

목욕은 마땅치 않은데 양기가 내부에 쌓여 있을 때 만약 더운 것으로 화(火)를 핍박하면 반드시 땀이 심하게 나고 뼈와 근육이 성글고 얇아진다. 따라서 감기에 잘 걸리고 저항력이 약해져 외부의 병원체로부터 감염되는 질병이 많이 생긴다.

아침에 일찍 밖에 나가면 서리의 혹독함에 몸이 손상되기 쉬운데 일찍 일어나야 할 경우는 따뜻한 술 한잔으로 추위를 이기는 것도 좋은 방법이다. 저녁에는 소담량격(消痰涼膈, 담을 없애고 가슴을 시원하게 함)하는 약물을 먹어 심기(心氣)를 편안히 하고 열기가 위로 넘치지 않도록 해야 하며, 성생활을 지나치게 하지 말고, 기름진 음식이나 불에 태웠거나 구운 음식을 많이 먹어서는 안 된다"고 했다.

겨울철에 잘 나타나는 질환

겨울철은 음기는 많아지고 양기는 적어지는 계절이므로 차가운 병적 요소가 사지에 집중되어 냉하기 쉽고 한(寒)으로 인한 부종이 생기기 쉽다. 또 겨울철의 주역인 신장과 이와 관련된 심장뿐만 아니라 신장과 유사한 기능체계인 방광, 귀, 뼈, 관절, 자궁 등이 약해지는 계절이다. 따라서 신장과 연관되어 있는 하반신의 생식과 배설 계통의 질병이 잦아지며 뼈와 관절, 귀에 이상을 초래한다.

남자의 경우 양기가 부족해지고 여자의 경우 냉이 심해지며 불감증이 오기도 한다. 심해지면 잘 놀라고 가슴이 두근거리며, 꿈이 많아지고 잠을 깊이 이루지 못하는 때가 많다. 또 건망증이 심해지기도 하며, 이명증(耳鳴症, 귀에서 소리 나는 증상), 탈모증, 불임증, 손발

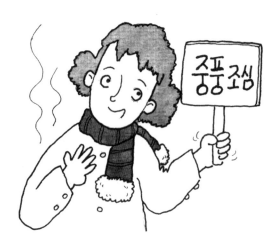

이 저린 증상이 나타나기도 한다.

온도가 급격히 떨어지는 겨울철에는 중풍에 더욱 조심해야 한다. 온도가 떨어지면 근육조직뿐 아니라 혈관도 수축되어 혈압이 상승하기 때문이다.

겨울철에 과음, 과로 등 무절제한 생활로 정력을 소모하면 생명의 원천인 진기(眞氣)를 상실하게 되어 노화가 빨리 온다. 따라서 자연의 기운에 조화를 맞추기 위해 음식과 생활에 절도가 있어야 하며, 자고 일어나는 규칙을 세워 함부로 심신을 과로하지 말아야 한다.

겨울철 건강관리는 이렇게

첫째, 옷을 따뜻하게 입고 해가 지면 일찍 자리에 들며 아침에는 해가 뜬 다음 밖으로 나가 차가운 기운에 손상되지 않도록 한다.

둘째, 커다란 욕심과 욕망을 자제하고 작은 일에도 감사하는 마음을 가지며, 늘 긍정적인 사고, 여유 있는 마음과 평온, 안정을 취하도록 한다.

셋째, 땀을 너무 흘리지 않도록 해야 하며, 방사(房事)를 자제해 정(精)을 낭비하지 않도록 해야 한다.

넷째, 음식물은 골고루 섭취하되 짠맛과 차가운 음식은 절제하고 양기를 돋아주는 따뜻한 음식과 따뜻한 색 계통의 곡식과 과일, 채소 등을 많이 섭취해야 한다.

3장

몸이 건강해야
마음도 건강하다

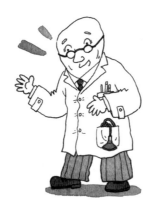

당신의 심장은 안녕한가

심장은 흉강 내에서 횡격막의 바로 윗부분 좌우 양 폐 사이에 있으며 정중선에서 좌측에 치우쳐 있다.

심장은 인체 생명활동을 주재하는 곳으로 오장육부 가운데서도 가장 중요한 수위를 차지하여 전신 각 부분을 통할하는 장기다. 군주지관(君主之官), 즉 임금의 자리와 같다 했으며 장부기능의 협조, 기혈의 통창(通暢)은 물론 생명활동의 중심이라 할 수 있다.

따라서 심장의 생리는 혈맥을 주관하고 정신과 의지를 주관하며, 혈액순환의 동력을 제공하고 사유나 의식 또는 정지(情志) 등과 같은 중추신경 계통의 활동까지 심장의 범주 내에 귀속될 뿐 아니라 심장과 유기능 체계를 가진 혈맥, 소장, 혀는 물론 정신적으로는 희(喜, 기쁨)와도 연관된다.

또한 사람의 생명의 기원은 정(精)과 혈(血)에 있고 생명활동의 능력은 기(氣)이며, 그것의 외재적 표현인 신(神), 즉 대뇌의 반응상태

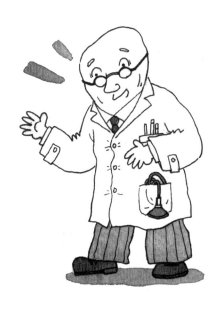

가 사람의 정신의식이나 사유활동의 중추인 심장병의 원인으로는 품부(稟賦, 선천적으로 타고남)의 불충분, 장기의 허약, 병후실조, 사려 과도 등과 내상(內傷)에 의한 것들이 많다. 칠정(七情, 희(喜)·노(怒)·우(憂)·사(思)·비(悲)·공(恐)·경(驚))과 육음(六淫, 풍(風)·한(寒)·서(暑)·습(濕)·조(燥)·화(火))과 음식부절(飮食不絶, 음식을 적당하게 조절해 먹지 못하는 것) 등으로 균형을 잃었을 때도 병변을 일으킨다.

심장병이란

심장은 가슴 중앙에서 약간 좌측에 있으며 크기는 자기 주먹 정도에 불과하다. 심장은 우리 몸의 혈액을 계속 순환시켜 신진대사를 원활하게 유지하는 작용을 한다. 즉 전신을 돌고 난 혈액은 우심방과 우심실을 거쳐 폐에서 이산화탄소와 산소가 교환되어 깨끗한 혈액이 된다.

이처럼 깨끗해진 혈액은 좌심방과 좌심실을 통해 다시 온몸 구석구석으로 퍼져 우리 몸에 필요한 산소와 영양분을 세포와 조직 등에 공급해준다. 하루에 10만 번 이상을 쉬지 않고 수축과 이완을 반복하는 심장은 근육으로 만들어진 반영구적 생체 펌프라고 할 수 있다.

심장병은 선천적 또는 후천적으로 심장기능에 장애가 생긴 상태를 말한다. 대부분 후천적으로 발생하며 혈관 이상에 의한 혈행장애와 그에 따른 심장의 기능저하가 서로 원인과 결과를 이루면서 악순환을 계속한다.

심장병의 요인

심장병의 요인을 살펴보면 ① 비만 ② 고혈압 ③ 고칼로리 음식 ④ 노화 ⑤ 당뇨병 ⑥ 흡연 ⑦ 운동부족 ⑧ 갑상선 기능 저하 ⑨ 스트레스 등을 들 수 있지만 각 개인의 체질과 성격에 영향을 받을 수 있다.

심장병의 자각증상

심장병의 자각증상을 살펴보면 다음과 같다.

- **호흡곤란:** 심장병 증상 중 가장 대표적인 증상으로 대부분 운동할 때 나타나지만 심한 경우에는 안정한 상태에서도 나타난다.

- **흉통:** 대개 가슴 중앙부가 쥐어짜는 듯이 아프거나 심한 압박감이 있다.

- **심계항진:** 심장이 두근거리며 뛰는 것이 느껴진다.

- **부정맥:** 맥박이 불규칙적으로 뛰는 것이 느껴진다.

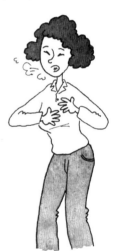

- **부종:** 주로 팔, 다리에 많이 나타나며 전신에 나타날 때도 있는데 심장병 조기발견의 열쇠가 된다.

- **무력감:** 전신과 모든 장기에 혈액이 부족하게 되어 쉽게 피로를 느끼는데 아침보다는 활동하는 시간에 더 심하다.

한의학에서 심장은 두 가지 얼굴

한의학에서 심장은 두 가지 얼굴을 가지고 있다고 본다. 심장은 혈액순환의 원동력이 되는 곳이다. 간단히 말하면 맑은 혈액을 펌

프질해서 전신으로 보내는 역할을 한다. 우리는 남녀 간의 애정을 표시할 때 심장 그림을 많이 이용한다. 그리스신화에서도 큐피드는 사랑과 미움의 화살을 쏘아 심장을 꿰뚫는다. 또 우리말에 뱃심 좋은 사람을 '심장에 털 났다', '심장이 두껍다', '강철 같은 심장'이라는 말로 표현한다.

사랑, 미움, 배짱 등이 심장과 과연 무슨 관계가 있을까? 이 문제는 한의학에서 그 해결방법을 찾을 수 있다. 한의학에서는 심(心)을 혈액순환의 원동력인 심장과 정신신경계를 주관하는 심(心)의 두 가지 면에서 관찰하기 때문이다.

담배는 심장병을 유발한다

한 가지 짚고 넘어갈 것이 있다. 담배가 심장병을 유발한다는 사실이다. 담배의 주요 성분은 니코틴인데, 이것이 신경에 작용해 말초의 가느다란 동맥을 연축시키기 때문에 혈압이 올라간다.

이러한 상태가 계속되면 전신의 동맥, 특히 심장을 보좌하는 관상동맥이 경화된다. 그렇게 되면 협심증이나 심근경색을 유발할 가능성이 높아진다.

유산소운동으로 중풍 예방하기

　중풍은 뇌졸중이라고도 하며 크게 뇌출혈과 뇌혈전으로 나눈다. 고혈압 환자에게 많이 오는 것이 뇌출혈이고 저혈압 환자에게서 나타나기 쉬운 것이 뇌혈전이다.

　뇌출혈이 활동하고 있는 낮에, 즉 뇌에서 혈류 속도가 빠른 상태에서 발생하므로 격렬한 운동이나 언쟁, 용변 시 또는 식사 도중 등에 발병하는 것에 비해 뇌혈전은 주로 사람이 활동하지 않는 상태, 즉 뇌에서 혈류 속도가 느린 상태에서 많이 발생하므로 대개 잠이 든 상태, 쉬고 있는 상태에서 발병한다.

　뇌세포는 전적으로 뇌혈류에 의해 공급되는 산소와 영양분에 의존하기 때문에 뇌혈관의 파열이나 폐색에 의해 뇌혈류가 차단되면 그 부위에 있는 뇌세포에 공급되는 산소가 차단되어 대사이상이 즉각 일어나고 이로 인한 뇌기능 부전의 증상이 나타나게 된다.

중풍은 세계 3대 사인 중 하나

중풍은 세계적으로 3대 사인 중 하나이고, 특히 한국은 다른 선진국에 비해 발생률이 높은 실정이다. 1996년《한국보건통계연감》에 발표된 우리나라 사망자의 사인을 살펴보면 다음과 같다.

남자의 경우 암, 불의의 사고, 뇌혈관 질환, 만성 간질환, 심장병 순이고 여자의 경우는 뇌혈관 질환이 수위를 차지했고 암, 심장병, 불의의 사고, 고혈압성 질환의 순으로 나타났다. 전체를 보면 암, 뇌혈관 질환, 불의의 사고, 심장병, 만성 간 질환으로 나타났다.

암은 매년 가장 많이 발병하지만 1988년 이후 점차 하향곡선을 그리면서 줄어들었으며 뇌혈관 질환은 해마다 증가했음을 알 수 있다.

중풍은 병이 상당히 진행될 때까지 예고증상이 뚜렷하지 않아 예기치 않게 나타나는 것이 가장 큰 특징이다. 중풍은 고혈압, 동맥경화, 당뇨병, 고지혈증, 각종 심장병, 음주·흡연을 많이 하는 사람들에게서 발생빈도가 훨씬 높기 때문에 이러한 위험인자들을 잘 관리하면 예방할 수 있다. 중풍은 갑자기 찾아온다고만 생각할 것이 아니라 부주의로 찾아온다고 하는 것이 더 정확한 표현일 것이다.

수축기 혈압이 190mmHg 이상일 때 중풍 발생빈도가 10배나 높다고 한다. 서구에서 최근 중풍이 감소된 것은 고혈압 치료를 적극적으로 했기 때문이라는 사실이 이를 뒷받침한다. 심근경색증 환자는 발병 후 처음 1~2주 내에 중풍이 발생할 확률이 높다고 하는데 최근 우리나라에서도 심근경색증에 의한 중풍 환자의 비율이 높아지고 있다.

여러 연구에 따르면 당뇨병 환자가 중풍을 일으키는 위험률은 남자가 2.5배, 여자가 3.7배나 높고 중풍 환자의 약 15%가 당뇨병이 있다고 한다.

흡연은 뇌혈관의 수축, 혈소판의 응집을 촉진하고 혈관벽의 약화와 혈압상승을 유발하므로 흡연자의 중풍 발생 빈도는 비흡연자에 비해 세 배나 높다고 한다.

중풍의 예고증상

《동의보감》에 중풍은 발병하기 전에 반드시 예고증상이 나타난다고 했는데, 이는 다음과 같다.

첫째, 엄지손가락과 집게손가락에 마비감이 온다.

둘째, 손발의 힘이 빠져 숟가락을 떨어뜨리거나 잘 넘어지기도 한다.

셋째, 살갗이 당겨지기도 하며 몸에 벌레가 기어 다니는 듯한 느낌을 받는다.

이를 중풍의 3대 전조증이라고 하며, 이런 경우에는 3년 이내에 중풍이 발병할 가능성이 크다. 이밖에도 입과 눈이 마비되는 구안

와사는 물론 언어장애, 두통, 어지러움, 손발저림, 이명증이 잦은 사람은 중풍을 조심해야 한다.

중풍의 원인과 증상

《동의보감》에 따르면 "풍병은 대개 열에서 기인한다. 어떤 원인에 의하여 생체 내에 열이 성해지면 풍을 일으킨다"고 했다.

《내경(內徑)》에 따르면 "기후 변동, 신체 과로, 신체허약 또는 병약하여 정기(正氣)가 허할 때 한열풍사(寒熱風邪)라는 외부의 병 유

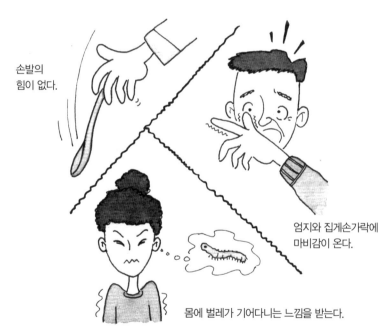

손발의
힘이 없다.

엄지와 집게손가락에
마비감이 온다.

몸에 벌레가 기어다니는 느낌을 받는다.

중풍의 예고증상

발인자가 작용하여 중풍을 일으킨다"고 했다.

대개 중풍은 비만한 사람에게 많이 온다. 비만하게 되면 체내에 습과 체액이 신진대사의 장애로 울체되어 생긴 비생리적 물질인 담(痰)이 많아져 열이 생성되고 산소 부족으로 풍이 발생한다.

중풍은 체질의 유전과 어느 정도 관계가 있다. 중풍 체질이라면 일반적으로는 얼굴 폭이 넓고 목이 짧으며 붉은 기가 있는 얼굴을 들 수 있다.

중풍 체질이더라도 원기가 쇠약할 때 중풍이 온다. 따라서 중풍 체질인 사람은 정신적 충격, 고민 혹은 분노, 음주과다, 흡연과다, 음식 부절제, 기거 부절제, 고량후미 같은 영양 과잉섭취, 식염 과잉섭취, 과로, 과색, 한열풍사나 한랭자극 같은 자연환경 변화가 직접적 원인이 되어 중풍이 발병하게 된다.

발작 시 중풍 증상을 살펴보면 갑자기 졸도해서 인사불성이나 혼수상태에 접어들기도 하며, 가래가 목구멍을 막아 호흡곤란을 일으키기도 한다. 또 몸 한쪽을 못 쓰게 되고 구안와사, 경련, 사시가 나타날 수도 있다. 하품을 잘하고 딸꾹질을 하며 혀가 굳어 말을 전혀 못 하거나 말이 둔하며 두통과 어지럼증, 구토 등도 나타난다.

중풍의 예방

뇌혈류량을 증강시켜 더 많은 산소를 뇌세포에 공급하는 것이 중요하다. 몸 안에 산소를 충분히 들이마시는 운동인 유산소운동이 가장 좋은 예방방법이다.

심장의 기능을 높여 몸 안에 많은 산소를 공급하려면 심장으로서는 다소 힘들겠지만 어느 정도 심박수가 올라가는 운동이 필요하다. 운동의 강도가 높아지면 심박수가 올라가 공기 중 약 20%인 산소를 마시게 되며 그 산소가 폐에 들어간다. 혈액 속 헤모글로빈이 산소를 운반하여 심장 안으로 들어가면 심장이 수축되고 산소는 혈액에 의해 몸속 이곳저곳은 물론 머릿속까지 운반되어 스미게 된다.

많은 근육을 동시에 사용하는 유산소운동의 경우, 몸 전체의 산소 필요량이 많아지게 된다. 그러나 산소를 운반하는 혈액은 체중의 약 13분의 1 분량으로 한정되어 있어 심장의 수축과 이완을 좀 더 활발하게 반복시켜 펌프작용을 계속 회전시킨다. 이것은 근육으로 된 심장으로서는 근육 트레이닝이 되는 것이다.

심장의 박동을 활발하게 하려면 다리와 팔만의 운동으로는 부족하다. 팔과 다리를 모두 사용하는 전신운동을 10분 이상 계속함으로써 심폐기능을 높일 수 있다.

중풍 응급처치는 이렇게

　질병으로 사망하는 우리나라 사람들의 사망 원인 가운데 암 다음으로 많은 것이 중년 이후에 나타나는 뇌혈관 질환, 즉 중풍이다. 중풍은 한의학적 용어로, 풍(風)이라는 글자는 바람, 흔들림 등을 뜻한다. 한의서의 고전인 《내경(內徑)》에서는 "풍은 백병의 으뜸이요, 모든 병의 근원이다"라고 하여 모든 질병 중에서도 치료하기가 가장 어려우며 모든 질병의 근원이 된다고 지적하고 있다.

　중(中)은 가운데, 안쪽, 맞다, 당하다 등을 뜻하는 글자다. 따라서 중풍이라는 말은 '바람에 맞다'라고 풀이할 수 있다.

중풍의 분류

　한의학에서는 중풍을 증상에 따라 크게 네 가지로 분류하는데 첫째는 편고(偏枯), 둘째는 풍비(風痱), 셋째는 풍의(風懿), 넷째는 풍비(風痺)이다.

편고는 기혈이 한편으로 치우치게 편허(偏虛)하여 반신불수가 된 것이고, 풍비는 수족 혹은 한쪽 어깨가 불수(不遂)된 것이다. 편고와 풍비는 그 증상이 유사한 듯하나 편고는 동통이 있는 데 비해 풍비는 동통이 없다.

한편 풍의는 갑자기 졸도한 후 인후가 막혀 신음소리를 내고 혀가 굳어 말을 못 하는 가장 중증(重症)이다. 풍비는 지각마비 증상이 특징이라 하겠다. 즉 차고 뜨거움을 깨닫지 못하며, 아프고 가려움을 알지 못하게 되는 증후를 나타낸다.

한의학에서 중풍은 이 네 가지 분류에 따라 치료 방향과 처방이 달라진다.

중풍의 응급처치 방법

평소에 병 증세가 없던 사람이 갑자기 쓰러지는 경우 기도를 확보하는 것이 중요하다. 즉 목이 뒤로 젖혀짐으로써 호흡이 곤란하게 되는 것을 막고 구토물이 기도로 넘어가지 않도록 해야 한다.

또 몸을 꽉 죄는 허리띠나 의복, 양말, 스타킹 등을 풀어 헐겁게 하고 환자가 혀를 깨물지 않도록 수건 등을 입에 끼워주는 것도 필요하다.

조명을 약하게 하고 주위 분위기를 차분하게 하며, 뇌출혈일 경우는 뇌혈관에서 흘러나온 피가 주위에 확산되지 않도록 하기 위해 의료기관에 이송하기까지 큰 요동이 없도록 주의해야 한다.

중풍을 예방하려면

첫째, 말수를 줄여 속기운을 배양한다.

둘째, 색(色)을 자제해 정기를 보존한다.

셋째, 기름진 음식을 피하고 담백한 식생활을 영위해 피를 맑게 한다.

넷째, 심한 운동을 피해 기진맥진하지 않게 한다.

다섯째, 흥분과 분노를 억제해 간기능을 배양한다.

여섯째, 맵고 짠 음식을 피하고 폭식과 폭음을 자제해 위에 부담을 주지 않는다.

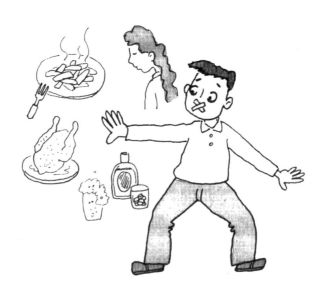

일곱째, 근심 걱정을 적게 해서 마음을 평온하게 유지하여 심기를 기른다.

중풍의 식이요법과 민간요법

중풍에는 과일을 많이 섭취한다. 특히 사과, 레몬, 오렌지, 양파 등은 모세혈관의 저항을 강화하는 작용을 하고 변통도 좋게 한다. 아울러 콩, 두부, 콩기름, 옥수수기름 등도 좋다. 우유, 미역, 다시마, 김 등을 많이 섭취해야 한다. 특히 해조류에는 혈압을 강하하는 요오드 성분이 많이 함유되어 있다. 솔잎, 피나무, 무, 당근, 들깨, 표고버섯, 호박, 뽕나무, 민들레, 삼백초 등은 모두 중풍에 좋다.

중풍의 한방처방

중풍 예방약으로는 강활유풍탕, 오약순기산 등이 있으나 한의사의 체질진단을 받은 후 사용하는 것이 바람직하다.

강활유풍탕 (羌活愈風湯)	창출·석고·생지황 각 2.5g, 강활·방풍·당귀·만형자·천궁·세신·황기·지각·인삼·마황·백지·감국·박하·구기자·시호·지모·지골피·두충·독활·진교·황금·백작약·감초 각 2g, 육계 1g, 생강 3쪽

| 오약순기산
(烏藥順氣散) | 마황·진피·오약 각 6g, 천궁·백지·백강잠·지각·길경 각
4g, 건강 2g, 감초 1.5g, 생강 3쪽, 대추 2개 |

중풍의 치료사례

　고혈압을 수년간 앓아온 환자가 갑자기 말을 못 하고 사지를 못
쓰며 어지럽고 병이 악화되면 먼저 우황청심환 2~6환 정도를 복용
하고 성향정기산 4첩을 복용한 후 계속 강활유풍탕을 쓰고 침치료
를 병행하면 회복이 잘된다.

| 성향정기산
(星香正氣散) | 곽향 5.625g, 소엽 3.75g, 백지·대복피·백복령·후박·백
출·진피·반하·길경·감초(구) 각 1.9g, (우담)남성·목향
각 0.75g, 생강 3쪽, 대추 2개. 소화장애가 있을 때는 산사,
신곡, 빈랑, 지실을 가한다. 여름철에는 향유, 백편두, 황연
을 가한다. |

변비는 만병의 근원

건강 장수의 청신호 중 하나가 대변을 시원하게 잘 보는 것이다. 사람은 하루에 한 번, 정해진 시간에 대변을 보는 것이 정상이지만 2~3일에 한 번 또는 하루에 한두 번씩 변을 보되 별다른 고통이나 이상을 느끼지 않는다면 정상이다. 그러나 며칠 이상 통변이 없고 간격도 불규칙하며 복부에 팽만감, 불쾌감, 통증 등이 일어나면 변비로 본다.

매일 대변을 보더라도 양이 적고 건조하거나 굳은 덩어리여서 배변 시 고통이 따르고 배변 후에도 변이 장 내에 대부분 그대로 남아 있어 뒤끝이 묵직하게 느껴지는 경우도 변비라고 간주한다.

샐러리맨 가운데에서도 장년층에 특히 변비가 심하고 농촌 사람보다 도시 사람에게, 생활수준이 낮은 사람보다 높은 사람에게, 동양 사람보다 서양 사람에게 변비가 심하다. 변비는 문명생활과 함수관계가 있다고 볼 수 있다.

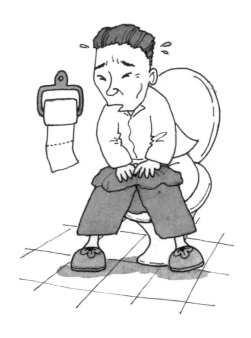

한국 사람은 서양 사람에 비해 위가 크고 장이 길며 채식을 많이 하는 까닭에 대변 양이 많고 부드럽다. 그러나 근래에 와서 육식을 하고 가공식품의 섭취가 늘어나 변비로 고생하는 사람이 많아졌다.

채식 등 섬유질이 많은 식품은 장내 세균과 발암물질을 흡수하여 체외로 배설시키므로 채식을 많이 하면 변비가 생기지 않는다. 반면에 육류는 영양가가 높고 소화가 잘돼 위장에서 빨리 소화를 시켜 영양분을 남김없이 흡수해버리기 때문에 육류를 많이 먹으면 변비가 생긴다. 버릴 것이 없으니까 변의 양도 적어져 변비가 되는 것이다.

초식동물의 하나인 토끼에게 육류 사료를 먹이면 대변이 나오지 않아 죽게 된다. 따라서 위가 크고 장이 긴 초식동물에게는 육류가 마땅치 않다.

대변이 오랫동안 장에 머무르면 그곳에서 발효되면서 직장이나 장벽에 손상을 입어 암으로 발전할 가능성이 크다. 따라서 육류를 즐겨 먹는 서양인에게 직장암이나 결장암이 많이 생긴다. 최근에는 한국 사람이나 일본 사람도 육류 섭취량이 많아져 직장암, 결장암이 점점 많아지고 있다.

변비의 원인

변비의 원인은 다음과 같다.

첫째, 불합리한 식생활을 들 수 있다. 고단백, 고지방, 당분이 많은 식사를 하게 되면 변비가 쉽게 온다. 효소나 비타민제 등을 자주 먹는 사람도 변비에 걸리기 쉽다.

둘째, 운동부족

셋째, 좋지 않은 생활습관이나 태도

변비의 종류

변비는 크게 실비(實秘), 즉 실증변비와 허비(虛秘), 즉 허증변비로 분류할 수 있다. 실증변비는 위장에 열이 심하여 진액이 말라서 오는 것이다. 증상은 소변이 붉어지고 얼굴이 벌겋게 달아오르며 입이 마르고 입냄새가 난다. 음식물은 평상시같이 먹는다.

허증변비는 위와 장이 허약해져서 오는 것이다. 증상은 소변이 맑고 순조롭다. 어지럽고 목이 건조하며 입술이 흰색을 띤다. 대변을 본 후 힘이 없어지고 땀이 난다. 음식물은 평상시같이 먹지 못한다.

변비 치료

변비라 해서 함부로 자극성 하제를 사용하거나 관장을 일삼게 되면 장에 무리한 자극이 가해져 복통이나 결장염 같은 부작용을 유발할 수 있다. 게다가 습관성이 되므로 주의해야 한다.

실증변비 치료에는 위와 장의 열을 내려야 하므로 대황, 망초, 지실 등 차가운 성분의 약물을 사용해야 한다. 따라서 소승기탕, 대승기탕, 조위승기탕 등과 같은 승기탕류, 즉 설사제를 사용한다.

허증변비 치료에는 장을 윤택하게 하고 진액과 혈을 자양해야 하므로 당귀, 지황, 도인, 마인 등의 약물, 윤조탕을 응용한다. 특히 노인 변비의 경우 몸이 쇠약하므로 기력을 도우면서 대장을 부드럽게 하는 황기탕이나 우유, 참깨즙을 상식하는 것이 좋다.

변비 예방

변비는 무엇보다 예방이 중요하다. 느긋한 성격으로 아침식사를 거르지 않으며 운동을 규칙적으로 하고 수분을 충분히 섭취한다. 또 섬유질이 풍부한 음식을 많이 섭취한다.

예방식품으로는 다시마, 미역, 톳(바닷말), 무화과, 사과, 머위, 죽순, 토란, 무, 당근, 우엉 등이 좋다. 평소 심장병이나 고혈압, 동맥경화가 있는 사람은 특히 변비를 조심해야 한다.

변비에 좋은 민간요법

- 새벽에 냉수를 한 대접씩 마시면 좋으나 평소 냉한 체질인 사람에게는 좋지 않다. 실증변비에 유효하다.
- 결명자차를 차게 식혀 새벽마다 마신다. 실증변비에 좋다.
- 대추 20개를 씨를 발라내서 우유 한 컵에 하룻밤 담근 뒤 다음 날 복용하기를 열흘 정도 계속한다.
- 들깨를 날로 씹어 먹는다. 약 3주간 계속 복용하면 좋다.
- 찹쌀미음에 설탕을 넣어 먹는다. 입술이 마르는 변비에 효과가 있다.
- 삼씨(대마자)와 차조기씨(자소자)를 각각 2홉씩 깨끗이 씻어 갈아 기름이 나오면 쌀을 약간 넣고 죽을 만들어 아침, 점심, 저녁

의 중간에 먹는다. 노인성 변비, 산후변비, 일반 허약성으로 오
는 변비에 좋다.

- 새벽 공복 시 사과와 당근을 갈아 즙을 내어 먹는다.
- 생마자인, 마디풀, 아욱씨, 나팔꽃씨 등도 변비에 효과가 좋다.

변비의 한방처방

육마탕 (六磨湯) **가감방**	향부자 2돈, 빈랑·오약·지각·청피·우슬·과루인·당귀 각 1돈 반, 목향·도인·적작약 각 1돈, 대황 2돈 반, 홍화 5푼. 실증변비에 사용한다.
제천음 (濟川飮) **가감방**	당귀 5분, 숙지황 4돈, 우슬 3돈, 육종용 2돈, 택사·욱이인·향부자·빈랑 각 1돈 반, 지각·인삼 각 1돈, 승마 3푼. 허증변비에 사용한다.
청장탕 (淸腸湯) **가감방**	창출 5돈, 인진 3돈, 산사(초흑)·향부자 각 2돈, 곽향·진피·후박·지각·반하(간제)·백복령 각 1돈 5반, 백지·대황·도인·현호색·초과·목향·사인·인삼·감초 각 1돈, 망초 3푼. 위무력증으로 소화불량과 더불어 오는 변비에 사용한다.

피로를 말끔하게 풀려면

피로는 우리 몸에 갖추어진 생체 방위장치의 하나다. 피로가 건강에 초기 경고신호라는 말이다. 전기장치에는 퓨즈라는 안전장치가 있어서 전류가 지나치게 많이 흐르면 퓨즈가 저절로 끊어져 화재를 예방하듯이 우리 인체에는 피로라는 안전장치가 있어서 에너지를 지나치게 많이 쓰게 되면 피로를 느껴서 몸이 더 망가지는 것을 막아준다.

일을 지나치게 하면 팔다리의 힘이 빠지고 하품이 나면서 정신집중이 잘되지 않는 피로증상이 생긴다. 그럴 때는 얼마 동안 일을 쉬고 원기를 회복해야지 무리하게 계속 일을 하다보면 지쳐서 병이 된다.

만약 피로현상이 없다면 끊임없이 일을 하다가 드디어는 병을 얻어 죽게 될 것이다. 정신병 중 조병(躁病)이라는 병이 있는데, 조병 환자는 배고픔이나 피로를 전혀 느끼지 못하고 여러 날 동안 밥도 먹지 않고 흥분하여 지껄인다. 또 난폭하게 몸부림치며 잠도 자지 않고 떠들다가 그냥 쓰러져서 죽게 된다. 피로감을 느끼지 못하므로 생명의 한계에 도달할 때까지 휴식을 취할 줄 모르기 때문이다.

체력과 정신력이 지나치게 강하여 좀처럼 피로에 지치지 않는 사람은 몸을 혹사하고 과음과 색욕에 빠지기 쉽기 때문에 단명하는 경우가 많다. '일병식재(一病息災)'라는 말이 있듯이 오히려 평상시 몸이 약한 사람이나 작은 병이 있는 사람이 자기 몸을 돌보기 때문에 늙어갈수록 건강이 좋아져서 장수한다.

피로의 원인

피로가 생기는 경우를 살펴보면 우선 정신적·심리적 피로, 다시 말해서 근심, 걱정, 그중에서도 특히 인간관계의 고민, 슬픔, 불안, 정신적 긴장 등으로 생기는 피로가 있고 또 아무것도 할 일이 없어 권태로워서 생기는 피로도 있다.

둘째, 생리적 현상에 따른 피로, 즉 운동 후 느끼는 기분 좋은 피로, 과로 후 느끼는 찌뿌드드한 피로, 노화현상의 한 징후로 수반되는 피로, 신경안정제나 항히스타민제, 진통제 따위의 약물복용 후 피로 등이 있다.

셋째, 질병에 따른 피로, 즉 열성질환이나 간장병, 위장병, 심장병, 신장병, 만성빈혈, 고혈압, 저혈압, 당뇨병, 결핵, 암 등이 있을 때 느끼는 피로다. 유난히 피로가 심해 휴식을 취해도 회복이 잘되지 않을 때는 의사를 찾아가 진찰을 받아야 한다.

피로의 증상

　미국에서 만성피로 환자 300명에 대해 분류한 연구에 따르면 육체적 피로가 20%이고 80%는 정신적·심리적 피로라고 알려져 있다.
　피로의 증상은 세 무리로 나눌 수 있다.
　첫째, 신체적 증상, 즉 머리가 무겁고 아프다. 온몸이 나른하고 다리가 무겁다. 근육에 쥐가 나기도 한다. 입이 마르고 갈증이 나며 하품이 너무 자주 난다. 식은땀이 잘 나기도 한다.

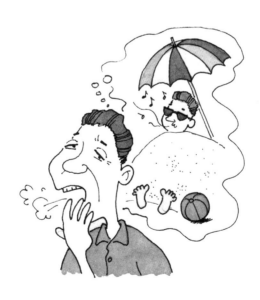

둘째, 정신적인 증상, 즉 머리가 흐려져 정신집중이 잘되지 않는다. 조바심이 나고 일에 열중하지 못한다. 말을 하기도 귀찮으며 홀로 있고 싶은 마음이 강하다. 건망증이 심해지고 일에 실수가 많으며 짜증이 난다. 졸음이 자주 온다.

셋째, 신경 감각적인 증상, 즉 눈이 피곤해 자주 깜박거린다. 눈꺼풀과 근육이 떨린다. 귀가 먹먹해지고 귓속이 울린다. 구취가 나고 코에서 악취가 나기도 하며 현기증이 난다.

피로 부위에 따른 진단

한의학에서는 피로한 부위에 따라 어느 장기에 이상이 있는지를 가늠해볼 수 있다. 눈이 피로하면 간장기능 이상에 의한 피로라고 볼 수 있으나 붉은 핏줄이 눈 주위를 둘러싸고 있다면 심장기능의 이상일 수도 있다. 눈의 증세이면서도 눈꺼풀이 붓고 눈물이 많아지고 정신력도 감퇴된다면 비장기능의 이상에 의한 피로다.

수족이 나른하거나 붓고 움직이기 싫다면 비장 이상에서 온 피로라고 볼 수 있으나, 같은 수족 증세이면서도 팔다리의 관절, 허리·무릎 관절이 쑤시기도 하면서 피로하다면 이것은 비장과 신장기능 이상에서 온 피로다. 손발이 화끈거리고 나른할 때는 신수부족(腎水不足, 신장의 수액 부족)에 의한 피로다.

이와 같이 한의학에서는 피로가 생기는 원인 장기와 체질에 따라 치료와 처방을 달리하게 된다.

피로에 대한 대책

피로에 대한 대책은 다음과 같다.

- 충분한 수면을 취한다. 개인차는 있지만 하루 평균 7~8시간 수면이 필요하다.
- 규칙적인 생활을 한다.
- 균형 잡힌 영양을 섭취한다.
- 기분전환, 오늘의 스트레스는 내일로 넘기지 않도록 한다.
- 꾸준히 운동하여 체력증진을 꾀한다.
- 좀 더 좋은 인간관계를 만든다.

피로를 풀어주는 민간요법

다음은 피로를 풀어주는 민간요법이다.

- 인삼차를 마시면 스트레스가 해소되고 비특이성 저항력이 증대되므로 피로해소에 탁월한 효과를 볼 수 있다.
- 참깨는 불포화지방산이 많고 단백질과 미네랄이 풍부하다.《동의보감》에서는 참깨를 '거승'이라고 한다. 달리는 말도 따라가 붙잡을 정도로 심장이 강해진다고 해서 이런 이름이 붙여질 정

도로 피로해소에 효과적인 식품 중 하나다.

- 잔대는 강정효과가 인삼을 능가한다고 해서 일명 '백삼'이라고
도 한다. 피로해소와 머리를 맑게 하는 작용이 있다.

- 말린 토란줄기는 다른 채소에 비해 특히 칼슘이 아주 많이 포함
되어 있어 수험생 스트레스에 도움이 많이 되고, 피로를 모르는
강한 힘이 솟아나며 강장·강정작용을 한다.

- 모시조개의 타우린 성분은 담즙을 촉진하고 유산이 늘어나지
않도록 억제해 피로를 풀어주며 간기능을 활성화한다.

- 얼룩조릿대(담죽엽)는 산성 체질이 될 수밖에 없고 신경피로와
전신권태, 스태미나 저하, 울화병에 시달리는 현대인에게 좋
다. 공부하는 학생에게도 차처럼 끓여 마시면 신경피로가 풀
어져 잠도 덜 오게 되고 머리도 아주 맑아지며 피로도 훨씬 덜
해진다.

- 연근즙은 신경피로를 풀어주고 스트레스로 인한 신경의 불안
정한 상태를 조절해주며 수면부족으로 코피가 터지는 증세도
가라앉혀준다.

- 구기자는 간장기능을 강화하는 영약으로 피로를 없애주고 눈
을 밝게 해주며 충혈도 없어지게 한다.

코피가 날 때는 이렇게

우리 몸에서 코의 혈관은 쉽게 그리고 잘 터지기 때문에 어렸을 때부터 코에서 출혈이 가장 많이 발생한다. 가벼운 출혈은 별로 문제되지 않지만 많은 양의 코피가 한꺼번에 쏟아져 나올 때도 있고 자주 코피가 터지기 때문에 빈혈, 심장질환 등 신체에 심각한 영향을 미칠 때도 있다.

코피가 자주 나오기 때문에 병원에 가서 약물이나 전기요법 등으로 자주 터지는 부위를 치료하지만 또 다른 부위의 혈관이 계속해서 터지는 경우를 많이 볼 수 있다. 이때 코피가 나는 원인을 찾아내 이에 맞는 근본적인 치료를 하는 것이 바람직하다.

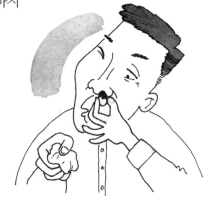

코피의 원인과 증상

코피는 갑자기 출혈될 때와 자주 출혈될 때가 있는데 갑자기 출혈될 때는 코의 외상이나 비강에 이물이 있을 때, 코를 후볐을 때, 재채기를 하거나 코를 세게 풀었을 때, 머리 부분에 타박상을 입었을 때, 고혈압이나 동맥경화증, 정신적 긴장에 따라 일시적으로 혈압이 상승할 때 등으로 분류된다.

자주 출혈하는 경우는 건성 전비염(前鼻炎)일 때, 소아의 아데노이드(Adenoid, 편도 증식성 비대증)일 때, 코의 종양 결핵일 때, 코의 매독일 때, 혈액 질병(백혈병, 혈우병, 자반병 등) 등으로 분류된다.

코피의 한의학적 원인과 이에 따른 증상을 살펴보면 첫째, 횡격막 이상으로 열이 상승(上焦風熱상초풍열)하는 경우는 코피와 더불어 두통이나 오한이 있고, 기침을 하고 코가 마르며 입도 건조하다.

둘째, 위에 열이 있기 때문에 열이 상승(陽明熱盛양명열성)하는 경우는 코피와 더불어 입이 마르고 코가 건조하며 입에서 냄새가 난다. 간혹 변비가 생긴다.

셋째, 간의 열이 위로 상승(肝熱上逆간열상역)하는 경우는 코피와 더불어 머리가 아프고 눈이 어질어질하며 입이 마르고 화를 잘 낸다.

넷째, 음이 허약하여 열이 위로 상승(陰虛火動음허화동)하는 경우는 어린아이들이나 폐결핵 환자에게서 많이 볼 수 있다. 얼굴이 상기되어 붉게 되며 머리가 아프고 입이 마른다.

코피의 치료사례

압구정동에 살고 있는 M군의 경우, 몇 년간 계속 코피가 나서 병원에 가 여러 번 약물·전기요법으로 치료하고 심지어 입원치료에 무당을 불러 굿까지 했다고 한다. 민간요법도 수없이 해보았지만 코피는 멎지 않았다.

친척 소개로 본원을 찾아와 진찰해본 결과 신장의 음(陰, 수액)이 부족해 열이 위로 상승하는 것이 원인, 즉 네 번째 이유에 해당하는 경우였다.

이 아이의 체질은 소양인이어서 육미지황탕(六味地黃湯)이라는 처방을 보름간 투여했더니 신장의 음이 채워져 상기된 열이 내리고 더는 코피가 나오지 않았다. 그 뒤 재발을 막기 위해 기운을 북돋아주는 보중익기탕(補中益氣湯)을 더해 열흘간 더 투여하여 깨끗이 완치되었다.

코피가 날 때 응급처치 방법

코피가 나오면 아무리 가벼운 출혈일지라도 침착하게 처리하는 것이 좋으므로 몸을 안정시키고 머리를 약간 높여준다.

콧구멍을 탈지면으로 막고, 눈썹 밑 비근부(鼻根部, 콧날)를 차게 한다. 비근부를 세게 잡으면 더욱 좋으며, 특히 출혈이 언제까지고 멈추지 않을 때는 코를 강하게 압박하는 것이 효과적이다.

코피는 삼키지 말아야 한다. 피를 삼키면 기분이 몹시 나빠지고 검붉은 피를 토하게 되거나 배가 아프다.

고령자도 고혈압인 사람이 갑자기 코피를 심하게 쏟으면 목덜미에는 얼음베개를, 코에는 얼음주머니를 대고 안정시켜야 하며 바로 의사와 상의해야 한다.

평소 코피가 자주 나는 사람은 코를 풀 때 한쪽씩 코를 누르고 귀에 핑 하고 울리지 않도록 가만히 풀어야 한다. 양쪽을 동시에 또는 쌩쌩 울리게 푸는 것은 좋지 않다. 자극성 식품, 예를 들면 후추, 겨자, 생강, 고추, 초콜릿, 커피, 호콩 등을 즐겨 먹으면 코피가 나오기 쉽다.

코피를 멈추는 민간요법

- 잔디뿌리나 범눈썹[虎眉草]을 달여 마신다.
- 부추를 즙을 내어 마신다.
- 소금을 조금씩 먹거나 소금물을 마신다. 이는 혈액 속 염분 농도를 더해 피를 멎게 하는 작용을 한다.
- 비파엽을 뒷면의 털을 제거한 뒤 검게 볶아 가루를 내어 달여 마신다.
- 연뿌리를 즙을 내어 마시거나 여기에 소금을 약간 타서 마신다.

- 찹쌀을 노랗고 검게 볶아 가루를 만든 다음 매일 3회 식후마다 따끈한 물로 8g씩 복용한다.
- 연자(蓮子, 연밥)를 노랗게 볶아 가루를 만들고 1일 3회 꿀물에 타서 복용한다.
- 생지황잎과 쑥잎, 측백나무잎을 말려 함께 가루를 내어 복용한다.
- 생파 줄기로 코를 막는다.
- 연뿌리 즙을 코에 떨어뜨리거나 솜에 적셔 콧구멍을 틀어막는다.
- 약솜에 참기름을 묻혀 콧구멍을 막는다.
- 쑥잎을 태워 가루를 만든 다음 따끈한 물로 복용하거나 약솜에 묻혀 코에 틀어막는다.
- 살구씨 가루를 참기름에 개어 콧구멍을 틀어막는다.
- 머리카락을 태워 가루를 만들어서 콧구멍에 불어 넣어준다. 혹은 매일 12g씩 복용해도 좋다.

지압법

- 콧날 중간 좌우를 손가락으로 눌러 비중격(鼻中隔)을 잠시 지압한다.
- 환자의 머리를 뒤로 젖히고 턱을 바짝 쳐든 후 왼손을 환자 이마에 대고 오른손 엄지손가락으로 환자 뒷머리 중앙의 오목한

곳, 즉 아문혈을 지압한다. 지압할 때 방향은 엄지손가락 끝이 두정부(頭頂部)로 향하게 한다.

- 약간 굵은 실로 가운뎃손가락의 둘째 관절을 꼭 맨다. 오른쪽 콧구멍에서 피가 나면 왼쪽 가운뎃손가락을 매고, 왼쪽 콧구멍에서 피가 나면 오른쪽 가운뎃손가락을 맨다. 두 콧구멍에서 다 피가 나면 양쪽 가운뎃손가락을 모두 맨다.

코피의 한방처방

| 뉵혈산
(衄血散) | 숙지황 3돈, 당귀 3돈, 천궁 3돈, 산약·산수유·향부자·향부자(초흑) 각 1돈 반, 백복령·목단피·택사·황금·시호·서각 각 1돈, 생강 3쪽 |

류머티즘성 관절염 치료법

류머티즘성 관절염은 손가락, 팔꿈치, 무릎 등의 관절이 붓고 열이 나며 통증이 생기고, 특히 기후가 변하거나 비가 내리는 흐린 날씨에는 증상이 더 심하게 나타나는 병으로 현대의학에서 고치기 어려운 질환 중 하나다. 이 질환은 관절만의 병이 아니라 만성 전신병으로 현재 우리나라에는 환자가 상당수 있다.

류머티즘은 그리스어로 '흐른다'는 의미이며 한의학에서는 역절풍(歷節風), 풍습(風濕), 습비(濕痺) 등으로 불려왔다.

류머티즘성 관절염의 통증이 바람과 같이 몸속을 이리저리 이동한다고 생각했고, 습이란 물을 말하는 것으로 습기의 작용으로 아프고 마비되는 것으로 생각했기 때문에 역절풍이나 풍습, 습비라고 한 것으로 본다. 따라서 습기가 많고 기후 변화가 심한 곳에는 류머티즘성 관절염이 상당히 많이 발병한다. 남성보다는 여성에게 세 배 정도 더 발생하며, 특히 갱년기 여성에게 많다.

류머티즘성 관절염의 원인

현대의학에서는 아직 확실하게 원인을 규명하지 못하고 있으며, 한의학에서는 내인(內因)과 외인(外因)으로 구별하여 평소 허약했던 체질에 심하게 과로했거나 환절기나 우천 시 습도가 높을 때 냉기와 습기의 외인 침범으로 체내에 습열독이 발생하여 발병한다고 본다. 환경인자와 관계가 있고, 직업에 따라 질병 자체보다 증상에 영향을 미치며, 유전과도 관계가 있는 것으로 보고되고 있다. 최근에 와서는 스트레스와도 밀접한 관계가 있다고 보는데 이는 의학적으로 충분히 설명할 수 있는 이야기다.

마음가짐 하나로 혈액이 산성이나 알칼리성으로 바뀌는데, 신경질적인 사람의 경우 혈액이 산성으로 쉽게 바뀌기 때문에 그만큼 류머티즘성 관절염이 발병할 확률이 높다.

류머티즘성 관절염의 증상

증상은 대개 서서히 진행되고 피로, 쇠약감, 관절경직, 막연한 관절통과 근육통이 있은 지 수주일이 지난 다음 관절이 붓게 된다.

처음부터 여러 곳의 관절이 침범되는 수도 있으나 특히 손과 발의 관절에 잘 오며 좌우 대칭적으로 나타난다. 여러 관절에 진행되기 전 하나의 관절, 특히 무릎에 많이 발생하며 집게손가락과 가운

넷손가락에도 나타난다. 손가락은 특유의 방추상(紡錘狀)을 나타내며 피부도 독특한 광택을 띠게 된다. 기후가 변할 때 격심한 통증이 나타난다.

예후나 경과는 일정치 않고 환자에 따라 다르다. 자연적으로 경감해 호전되었다가 재발되어 악화되는 것이 특징이고, 초기에는 잘 호전되다가 대부분 수년이 지나는 동안 관절의 진행성 염증과 파괴가 나타난다.

다행히 많은 환자는 가정이나 직장에서 일할 수 있는 정도로 만성질환을 나타내지만 약 10%는 상태가 심해지는 퇴행성관절염이 되어 통증이 심하고 활동이 어려운 불구가 되는 경우도 있다. 또 침범된 관절은 발열감, 압통과 부종이 있지만 조기에 소실되기도 하고 합병증으로 심장질환을 야기해 예후가 불량한 경우도 있다.

류머티즘성 관절염의 진단

진단은 소관절에 대칭적인 염증성 관절장애가 있고 류머티즘성 관절장애의 특이한 X선상 류머티즘성 인자 검사가 양성이면 쉽게 알 수 있으나 과로나 피로로 뚜렷한 관절염 증세 없이 막연한 관절통만 일시적으로 올 때 감별해야 한다. 또 부인들의 갱년기 장애로 인한 관절의 여러 증상과 흔히 류머티즘성 인자가 나온다는 사실만으로 류머티즘성 관절염으로 진단하는 노인들의 관절병증과도 감별해야 한다. 즉 류머티즘성 관절염과 다른 염증성 관절염을 주의하여 구분해야 한다.

류머티즘성 관절염의 특징을 요약하면 다음과 같다.

- 아침에 일어났을 때의 경직감
- 처음 운동할 때 관절의 통증과 압통 또는 부종
- 다발성 관절염과 좌우 대칭의 관절염

이러한 증상이 3주 이상 지속될 때 류머티즘성 관절염으로 진단한다.

가정에서 할 수 있는 요법

한의학에서 류머티즘성 관절염은 풍과 습이 주된 요인이기 때문에 풍에는 풍을 몰아내는 작용이 있는 계지·갈근·마황·방풍을, 습에는 습을 제거하는 복령·창출·방기·황기 등을 상호 배합한다. 여기에 진통 완화작용을 하는 감초와 작약을 가한 처방을 체질에 맞도록 경우에 따라 사용한다.

제습(除濕), 청열(淸熱), 거독(祛毒)과 순기활혈(順氣活血, 기혈을 순환)하는 치법, 안정가료와 물리요법 등을 이용해 임상적으로 많은 효과를 보고 있으며 부작용도 거의 나타나지 않는다. 가정에서 할 수 있는 요법을 살펴보면 다음과 같다.

식사요법

백미를 잡곡밥으로 바꾼다. 보리, 율무, 팥 등을 섞어 먹는다. 이때 검은 참깨를 볶아 잡곡밥 위에 많이 뿌려 먹으면 더욱 좋다.

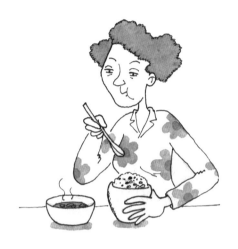

목욕요법

마늘 목욕이나 생강 목욕을 한다. 통증이 심할 때는 마늘이나 생강을 끓여 식힌 농축액에 환부를 담그고 마사지한다.

운동요법

- 먼저 한 발로 서서 손목과 발목을 가볍게 흔든 다음 팔꿈치와 무릎을 흔든다. 팔을 돌려서 어깨를 풀고 마무리로 목을 돌린다. 중요한 것은 전신의 힘을 빼는 것이다.
- 다음은 왼손으로 벽이나 테이블을 잡고 선다. 오른발로 전방

을 가볍게 찬다. 이때 무릎은 구부리지 않는다. 원위치로 돌아가 오른쪽으로 찬다. 다시 뒤쪽으로 찬다. 익숙해짐에 따라 강하고 높게 차면 좋으나 처음에는 발을 흔드는 정도로 한다. 끝나면 같은 요령으로 반대쪽을 한다. 선 자세를 흐트러뜨리지 않도록 한다.

정신요법

어둡고 부정적인 생각을 버리고 밝고 긍정적인 자세로 인생을 즐겁게 보내자는 마음을 갖는다. 마음가짐 하나로 혈액이 산성이나 알칼리성으로 바뀌는데 신경질적이고 부정적인 사람은 혈액이 산성으로 바뀌기 쉽기 때문에 관절염 치료가 잘되지 않는다.

민간요법

관절염의 민간요법은 감, 개복숭아나무, 민들레, 뽕나무, 소나무 뿌리, 솔방울, 신경초(미모사), 엄나무가시, 엉겅퀴, 오동나무, 옥수수, 율무, 구기자, 목화씨 등이 좋은데 이들을 삶아서 물을 마시면 좋다.

감자와 밀가루, 겨자와 밀가루, 선인장, 무, 미꾸라지, 부지깽이나물, 관절초, 우슬초 뿌리, 고삼 뿌리 등을 찧어서 반죽하여 환부에 붙이면 좋은 효과가 나타난다.

관절염에 효과적인 한방요법

가미사물탕 (加味四物湯)	오가피 5돈, 익모초·귀판 각 3돈, 숙지황·백작약·당귀·천궁 각 2돈 5푼, 진교 1돈 5푼, 위령선·우슬·두충·모과·감초 각 1돈
활혈탕 (活血湯)	의이인·백하수오 각 2돈, 부자·진피·백복령 각 1돈 5푼, 관계·당귀·강황·천오·창출·우슬·남성 각 1돈, 감초 5푼
활혈건관탕 (活血健關湯)	산수유 3돈, 골쇄보·속단 각 2돈, 당귀·모과·우슬 각 1돈 5푼, 목향·감초 각 1돈, 생강 3쪽, 대추 2개

신경통으로 시달릴 때는 이렇게

신경통의 원인

사람 몸속에는 수많은 신경이 거미줄처럼 흩어져 있다. 신경통은 근육통, 관절통과 달리 신경 분포에 따라 방산통(放散痛)이 있는 것이 특징이다.

통증의 성질은 갑자기 찌르는 듯한, 째는 듯한, 타는 듯한 격심한 통증이며 보통 발작적으로 나타난다. 심한 경련을 일으켜 수면과 식사도 못 하게 되는 상태에까지 이르는 경우도 있다.

신경통은 신경줄기를 누르면 통증이 심해지는데 이것은 각 신경이 뼈에 있는 구멍을 통해 빠져나온 자리나 신경과 뼈가 접해 있는 자리에서 뚜렷하다.

원인은 크게 나누어 유전적인 것과 감염증, 중독, 외상, 영양장애, 대사이상, 혈관성 등으로 생기며 냉기, 습기 등 기상 변화와 과로,

134

정신 동요 등으로 통증이 심해지기도 한다.

우리나라 사람들에게 특히 신경통이 많은 것은 쌀밥 위주의 편식, 동물성 지방질의 과량 섭취와 더불어 몸이 냉한 체질이 많고 성격이 급하기 때문이다. 따라서 몸을 따뜻하게 하거나 마음을 편안하게 하는 것이 신경통을 예방하는 방법이기도 하다.

신경통의 분류

신경통이라는 말은 너무나도 많이 들어왔으며 오래전부터 써오던 말이다. 그러나 최근 경향은 신경통이란 말이 점점 사라지고, 반대로 첫머리에 원인을 붙여 무엇에 의한 어느 부위의 통증이라는 식으로 기술한다.

예를 들면 안면 주위에 오는 삼차신경통, 가슴과 등 쪽에 오는 늑간신경통, 허리에서 다리 쪽으로 퍼지는 좌골신경통, 어깨나 팔에 오는 상완신경통, 머리 뒤쪽으로 오는 후두신경통, 혀의 안쪽으로 오는 설인신경통 등으로 주로 40대 이후 중년기에 많이 발생한다.

이 모든 신경통은 다음과 같은 공통조건을 가지고 있다.

첫째, 통증이 일정한 감각신경의 경로를 따라 일어난다.

둘째, 통증이 발작적으로 일어나며 중간에 통증이 사라지는 경우도 있다. 하지만 대체로 반복적으로 되풀이된다.

셋째, 환자가 통증이 있다는 것 이외에는 감각검사에서 다른 감각

이상이 발견되지 않는다.

넷째, 통증을 일으키는 조건이나 장소가 있으며 건강한 사람에게는 아무렇지도 않은 자극에도 갑자기 통증이 일어난다.

삼차신경통

안면에서 전두부(前頭部)에 걸친 앞쪽의 통증을 안면신경통 또는 삼차신경통이라고 한다. 이는 40세 이후 고령자에게 많으며 빈도는 아래턱, 위턱, 전두부의 순인데 비교적 오른쪽이 왼쪽보다 많다.

윗입술에 무엇이 닿기만 해도 짜릿한 통증이 안쪽 눈초리와 옆머리 부분에 일어난다. 또 차가운 것이 혀나 입술에 닿아도 전기가 통한 것처럼 격심한 통증이 일어나며, 그냥 입을 놀리기만 하는데 통증이 일어날 때도 있다. 그리고 통증이 없을 때는 멀쩡한 것이 특징이다.

통증이 아주 격심하므로 환자 중에는 아파서 세수나 식사도 제대로 못 하고 야위며 성격마저 어두워지는 예도 있다.

늑간신경통

가슴과 등 쪽 늑간신경의 주행에 따라 아프며, 좌측에 생길 때가 많다. 늑간신경은 12쌍이 있는데 제5에서 제9늑골 부위에서 빈발한다. 이 신경통은 심호흡, 재채기, 기침, 큰 소리로 하는 말 등으로 통증이 심해지기도 한다.

좌골신경통

여러 신경통 중에서 가장 흔히 발생하며, 좌골신경의 주행에 따라 허리에서 다리, 특히 발바닥으로 퍼지는 통증을 수반한다. 좌골신경통은 저절로 일어나는 경우는 드물기 때문에 그 원인을 생각해야 한다. 분명한 것은 좌골신경이나 그 근(根)이 어떤 것으로 압박을 받거나 외상으로 상처를 입었을 경우 일어난다는 사실이다.

이외에도 상완신경통, 후두신경통, 설인신경통 등이 있으나 흔치는 않다.

신경통의 치료

현대의학에서는 신경통에 대한 근본적 치료법이 없고 통증이 발작했을 때 진통제나 마비제로 일시적으로 통증을 가라앉히는 데 초점이 맞춰지고 있다. 그러나 한방치료에서는 신경통 치료에서 환자 특유의 체질에 적응하는 처방을 증상과 부위의 상응점에 따라 각각 선택하여 사용한다.

가정에서 쉽게 할 수 있는 요법으로는 온열요법, 온천요법, 마사지, 체조 등이 있다. 온열요법이란 열탕에서 목욕, 증기에서 목욕 등이 있는데 건열을 이용하는 방법이 더욱 효과적이다. 건열은 옷을 입은 후 마른 천으로 몸을 감싸고 땀을 내는 것이다.

개다래나무, 산미나리, 고추냉이, 인동꽃, 거북고기, 칡과 돼지고기 수프, 송근유(松根油) 등이 신경통에 좋다. 개다래나무는 다래과에 속하는 낙엽활엽수다. 잎은 넓은 달걀 모양으로 톱니가 있고 여름철에 하얀색 꽃이 피며 가을에 긴 타원형의 적황색 열매가 열린다. 신경통 환부를 진하게 짠 액에 담그거나 액을 도포한다. 특히 하반신 신경통에는 하반신 피로가 없어지고 하반신이 뜨끈뜨끈해지는 것을 느낄 수 있다.

산미나리는 정혈작용이 강해서 신경통에 먹으면 좋다. 장마철이면 신경통이 더욱 자극을 받게 되는데 이때 고추냉이를 강판에 갈아 환부에 바르면 통증이 가신다.

오래 고생한 악성 신경통에는 거북을 직접 불에 구워 등딱지와 몸이 분리됐을 때 나온 고기를 흑설탕과 간장으로 끓여 상식하면 효과가 좋다.

자연 방목한 돼지가 가장 좋지만 없다면 사육한 돼지고기에 같은 양의 칡뿌리를 넣고 반나절쯤 불로 조려 농축한 수프를 먹으면 오래된 신경통에 효과가 좋다.

소나무에 붙어 있는 물엿상태의 송진인 송근유(松根油)는 말리면 분말로 만들기 쉬운데 심한 신경통 발작이 일어날 때 먹으면 효과가 뛰어나다.

신경통 예방

신경통은 예방이 최선이다. 술과 담배를 줄이고 동물성 지방과 당분의 과량 섭취는 피한다. 콩, 두부, 밀, 파, 무, 연근, 도라지, 호박, 고구마, 검정깨, 해조류 등을 많이 먹는 것이 좋으며 몸을 따뜻하게 해주는 인삼차, 구기자차, 율무차, 계피차, 오미자차 등도 좋다. 몸은 항상 따뜻하게 해주어야 하며, 마음을 편안하게 하고 긍정적인 삶의 태도를 갖는 것이 중요하다.

신경통 치유에 효과적인 한방요법

신경통방 (神經痛方)	오가피 3돈, 창출·우슬·황기·속단 각 2돈, 당귀·계지·방기 각 1돈 5푼, 황금·위령선·감국·현호색·두충·독활·금모구척 각 1돈, 토복령·유향·몰약·백강잠 각 5푼, 홍화·백부자 각 3푼
가미대보탕 (加味大補湯)	인삼·백출·백복령·숙지황·백작약·천궁·당귀·감초 각 1돈 5푼, 황기·육계·우슬·모과·해동피·위령선 각 1돈, 생강 3쪽, 대추 2개. 하체부 신경통에 특효

허리가 아플 때는 이렇게

몸의 중심인 허리는 상체와 하체를 연결하는 부분으로 인체의 교각이라고 할 수 있는데 갑작스러운 기후 변화와 인체 내부의 체액 변화는 가장 먼저 등허리에 타격을 준다.

흔히 요통은 직접 생명을 위협하는 질환이 아니다보니 소홀히 여겨 참고 견디는 경우가 많은데, 통증으로 인한 고통도 고통이려니와 다른 장기의 질환으로 요통이 발생하는 경우가 많으므로 반드시 그 원인을 찾아서 치료해야 한다.

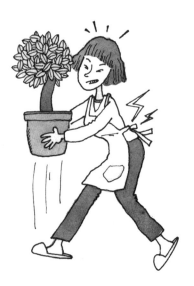

현대의학적 원인

일반적인 요통은 신장결석담석증, 류머티즘, 추간판탈출증(디스크), 소화불량, 자궁후굴, 자궁 및 자궁 부속기 질환이나 산후조리를 잘못했을 경우, 소파수술, 허리를 삐었을 때, 자세불량 등 원인이 많다.

한의학적 원인과 증상

한의학에서는 십요통(十腰痛)이라 하여 10가지 원인으로 구분한다.

신허요통(腎虛腰痛)

가장 많은 요통으로 양기가 허약한 사람이 성생활을 절제하지 않고 무리하게 해서 오는 것으로, 통증이 지속적으로 은은하게 계속되며 하초가 냉하고 소변을 자주 본다.

담음요통(痰飮腰痛)

수분의 순환장애로 허리뿐만 아니라 등에도 함께 통증이 수반된다.

식적요통(食績腰痛)

술과 음식을 과식한 후 성행위를 하게 되면 습과 열이 하초에 영향을 미쳐서 오는데, 그 통증은 허리를 움직이기만 해도 심하며 특히 구부렸다가 펴기가 어렵고 소화장애도 온다.

좌섬요통(挫閃腰痛)

운동이 부족한 상태에서 무거운 물건을 들다가 허리를 삐거나 다쳐서 온 것으로, 통증이 심하고 허리를 움직이지 못한다.

어혈요통(瘀血腰痛)

타박상이나 여성의 월경불순 혹은 소파수술 후유증으로 오는 것으로, 통증이 낮에는 약하지만 밤에는 심하고 협하(脇下)까지 통증이 온다.

풍요통(風腰痛)

찬 바람에 상하여 오는 것으로, 통증 부위가 일정하지 않아 좌측 혹은 우측으로 이동하며 양 다리가 당기면서 뻐근하다.

한요통(寒腰痛)

차가운 방에서 자거나 몸을 차게 해서 오는 것으로, 허리를 좌우로 돌리지 못하며 따뜻한 곳에서는 통증이 덜하고 추운 곳에서는 통증이 심하다.

습요통(濕腰痛)

습기가 많은 곳에 기거하여 발병된 것으로, 허리에 압박감이 들고 차고 시린 듯한 느낌이 든다.

습열요통(濕熱腰痛)

평소 다량 섭취한 기름진 음식이 누적되어 내부에서 습열이 발생해 생기는 요통으로, 지방질이 많은 비만 체질의 사람에게 많이 온다. 오래 앉아 있으면 통증이 더욱 심하고 일기가 불순해도 매우 아프다.

기요통(氣腰痛)

신경을 과도하게 써서 오는 요통으로, 신경성 요통이라고도 한다. 오래 서 있지 못하고 먼 거리를 걷지 못한다.

요통의 치료약물

10가지 요통의 원인에 따른 치료약물은 다음과 같다.

신허요통에는 신기환(腎氣丸)이 좋고, 담음요통은 담을 제거하고 기운을 순환시키는 이진탕(二陳湯)으로 치료한다.

식적요통은 속효산(速效散)으로 치료하고, 좌섬요통은 침치료와 부항요법이 효과적이며, 처방으로는 여신탕(如神湯)이 좋다.

어혈요통은 파혈산어탕(破血散瘀湯)으로 치료하고, 풍요통은 오약순기산(烏藥順氣散)으로 치료한다.

한요통은 따뜻한 목욕과 온열요법이 좋으며, 처방으로는 가미용호산(加味龍虎散)이 효과적이다.

습요통은 따뜻한 약으로 습기를 말려야 하므로 출부탕(朮附湯)을 사용한다.

습열요통은 비만체질의 사람에게 오므로 식이요법으로 살을 빼거나 칠미창백산(七味蒼柏散)을 사용한다.

기요통은 정신적 과로가 원인이므로 칠기탕(七氣湯)으로 치료한다.

요통을 예방하는 방법

요통은 치료도 물론 중요하지만 요통이 오기 전에 다음과 같은 생활습관을 들인다면 충분히 예방할 수 있다.

- 바른 자세를 갖도록 한다.
- 운동이나 지나친 노동 후에는 적당한 휴식이 필요하다.
- 수면은 따뜻한 곳에서 취한다.
- 적당한 운동을 꾸준히 한다.
- 체중조절을 하여 비만을 방지한다.

요통의 민간요법

- 연잎을 달여서 마신다.
- 황구, 즉 누런 개를 푹 삶아서 공복에 먹으면 허로 인한 요통에 좋다.
- 쇠꼬리를 고아서 먹는다.
- 호두 10개 정도를 잿불 속에 묻어 껍질이 타서 검게 되면 껍질을 벗기고 알맹이를 먹는다.
- 해삼을 날로 먹어도 괜찮고 속이 냉한 사람은 볶거나 해삼탕을 해서 먹으면 좋다. 특히 부인의 산후요통에 좋다.
- 자라는 껍질 달인 물을 마신다.
- 돼지 콩팥을 삶아서 먹는다.
- 검은 암탉을 삶아서 먹는다.

요통의 한방요법

가미팔물탕 (加味八物湯)	귀판(주초) 3돈, 진교·현호색 각 1돈 5푼, 인삼·백출·백복령·당귀·천궁·백작약·숙지황·두충·모과·우슬·구기자·감초 각 1돈

요통의 지압요법

- **요점**(腰點): 제3요추에서 좌우로 2cm 정도 되는 부위
- **선점**(仙點): 선골(仙骨, 천골) 바로 위나 제5요추 중간점
- **선횡점**(仙橫點): 선점의 좌우 1cm 떨어진 부위
- **선하점**(仙下點): 선점의 1cm 밑에 위치

요통을 물리치는 체조

스트레칭으로 요통을 예방하고 치료한다. 요통을 위한 스트레칭은 1회 3분 정도로 하고 매일 하는 것이 기본이다. 요통뿐만 아니라 변비, 어깨 결림도 낫고 자신도 모르는 사이에 성기능이 증대된다. 남녀 모두에게 다 효과가 있다.

① 큰 대자로 눕는다. 오른쪽 무릎을 가슴으로 껴앉는다. 이때 왼쪽 무릎이 굽지 않도록 주의한다. 교대로 한다.

② 큰 대자로 돌아와 허리를 비틀어 오른발을 왼쪽에 착상시킨다. 다음엔 왼발로 한다. 넓게 벌린 팔에 의지해 상반신을 고정하면 효과가 있다.

③ 상체를 일으켜 다리를 벌린다. 허리를 기점으로 앞으로 숙인다. 이때 무릎을 굽히지 말고 발끝은 위로 향하게 한다. 등은 구부리지 않아야 한다. 양팔을 구부려 팔꿈치를 바닥에 닿게 한

다는 생각으로 한다.

④ 편안한 자세로 선다. 양손을 허리에 두고 처음에는 작게 회전하고 점점 크게 회전한다.

⑤ 정리한다. 편안한 자세로 숨을 크게 들이마시면서 뒤로 젖힌다. 다음엔 내뿜으면서 앞으로 숙인다. 이때도 허리를 중심으로 하면 효과가 오른다.

이상의 다섯 가지 동작을 매일 계속하면 요통은 물론 생리통, 비만에도 효과가 있다.

치아를 튼튼하게 하려면

한의학에서는 윗니를 위경, 아랫니를 대장경에 귀속시킨다. 따라서 치아를 건강하게 하려면 무엇보다도 위와 대장을 튼튼하게 해야 한다.

치과에서 치아 자체는 아무 이상이 없다고 하는데 치아가 자주 흔들거리는 것은 신장의 기운이 약해져서 오는 것이므로 '팔미원'을 써서 잇몸을 강화해야 한다.

찬물을 마시기만 하면 이가 아파서 꼼짝 못 하는 경우는 한기(차가운 기운)에 이가 상한 것이므로 더운 성질의 약물인 세신(족도리풀뿌리)을 끓여서 그 물을 입에 머금고 있다가 식으면 삼킨다.

풍열(風熱)에 의해 이가 상한 경우는 치아에 통증이 심하고 잇몸이 붓고 고름이 나고 냄새까지 난다. 이때는 형개를 달인 물로 자주 양치를 하면 도움이 많이 된다.

장과 위에 열이 많은 경우는 변비가 생기고 입안에서 냄새가 많이

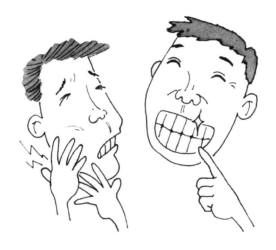

나며, 잇몸이 붓고 해어지며 치통까지 수반한다. 이때는 '양격산'을 매우 좋은 처방으로 꼽는다.

타박을 입었거나 혈액순환이 제대로 되지 않아 혈액이 탁해진 경우를 어혈이라고 한다. 이 어혈에 의해 마치 잇몸이 부딪쳐 피가 나오는 것처럼 칫솔질만 하는데도 잇몸에서 피가 나오는 경우는 결국 통증을 일으키고 치아 모두를 들뜨게 한다. 이때는 숙지황 달인 물을 조금씩 자주 마시면 도움이 많이 된다.

건강한 치아를 위한 민간요법

• 치아를 희게 하고자 할 때는 상추를 말려서 분말로 만들어 양치질할 때마다 치약과 함께 사용한다.

- 신 것을 너무 먹어 이가 시릴 때는 호두를 많이 씹어 먹으면 낫는다.

충치

- 감나무 가지 삶은 물을 입에 머금고 있거나 감나무잎을 삶아서 그 물에 소금을 넣어 입에 물고 있는다.
- 개나리꽃나무 삶은 물을 입에 물고 있는다.
- 살구씨 또는 수세미를 태워 재를 충치에 바른다.
- 알로에잎을 조금 잘라 물에 씻어 아픈 이로 지그시 물고 있으면 눈물이 날 정도로 아픈 충치라도 20분 이내에 통증이 가라앉는다.
- 탱자나무 뿌리 삶은 물을 양치하듯 머금고 있는다.
- 파뿌리 삶은 물을 입에 머금고 있는다.
- 할미꽃 뿌리를 말려서 갈아 분말로 만들어 물고 있는다.
- 약쑥 삶은 물로 입안을 헹군다.

풍치

- 산초나무를 달여서 마신다.
- 율무 삶은 물로 양치질을 하고 그 물을 입에 물고 있는다.
- 마늘 한쪽을 불에 구워 뜨거운 것을 아픈 이로 물고 있는다.
- 피마자씨를 불에 구워 아픈 이로 물고 있는다.

- 미나리 즙을 내어 치아를 닦고 물고 있다가 뱉는다.
- 수양버들 껍질을 갈아서 분말로 만들어 담배처럼 말아 연기를 머금다가 밖으로 뿜어낸다.
- 오미자나무 삶은 물을 입에 머금고 있는다.
- 풍치로 고통이 심할 때는 잘게 썬 버드나무 가지 두 줌을 술 한 사발로 반이 되게 달여 그 물을 입에 물었다가 뱉기를 여러 번 한다.

치통

- 마늘을 살짝 구워서 아픈 이에 넣어둔다.
- 맨드라미꽃을 종이에 말아 담배 피우듯 연기를 쏘인다.
- 솔방울 또는 아카시아, 엉겅퀴, 오배자, 오이나무 껍질 등을 삶아서 그 물을 입에 물고 있는다.
- 담쟁이덩굴의 줄기를 진하게 달여 두어 방울 아픈 이에 떨어뜨린다.
- 볏짚 또는 산감나무 가지를 삶아 마신다.
- 생강을 씹으면서 물고 있는다.
- 선인장을 찧어서 물고 있는다.
- 가지꼭지를 진하게 달여 입에 한참 물고 있다가 양치질을 한다.
- 양파즙을 내어 솜에 묻혀 아픈 이에 물고 있는다.

잇몸이 붓고 통증이 있을 때

- 돌미나리와 소금을 찧어 생즙을 내어 양치하듯 머금고 있는다.
- 범의귀잎을 조금 뜯어 소금으로 비벼 적당한 크기로 뭉쳐 아픈 이 사이에 넣고 가볍게 물고 있는다.
- 생강과 무를 함께 달인 물을 입에 넣고 머금고 있는다.
- 아침저녁으로 식사 후 소금물로 양치질하고 솜에 달걀기름을 묻혀 잇몸에 바른다.

4장

내 몸에 좋은
건강식품과 생식

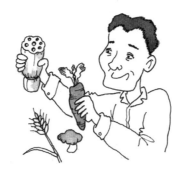

봄철 부추는 인삼 · 녹용보다 낫다

　부추는 백합과에 속하는 다년생 풀로 아시아가 원산지이고 아시아 각 나라에서 재배되고 있다. 지방에 따라 부채, 부초, 솔, 정구지라고도 하며, 한방에서는 구채, 난총(蘭蔥)이라고 한다. 맛은 맵고 달며, 성질은 따뜻하고 독은 없다.

　봄철에 선상(線狀) 육질의 잎이 비늘줄기에서 여러 가닥 나온다. 특히 봄철 부추는 인삼, 녹용보다 좋다.

　여름철에는 작고 흰 꽃이 피며 열매는 익으면 저절로 터져서 검은 씨가 나오는데 한의학에서는 구자라고 한다. 간장과 신장을 보하고 유정(遺精)을 멎게 하며 허리와 무릎을 덥게 한다. 지혈작용, 위액분비 항진작용, 강심작용이 있다.

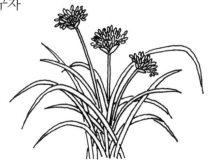

부추는 잎의 모양에 따라 소엽과 대엽 두 종류가 있다. 잎에서는 마늘과 같이 독특한 냄새가 나는데 여름철에 입맛을 돋운다.

부추의 효능·효과

다른 파 종류에 비하면 부추는 단백질, 지질, 당질, 회분, 비타민 A가 월등히 많다. 잎은 너무 세면 맛이 없고 질기기 때문에 세지 않은 것이 좋다. 아직 흙을 뚫고 나오기 전의 어린 것을 고급으로 치며, 이때가 맛과 향이 가장 좋아 구황이라고 한다.

위장과 간장, 신장을 보강해주고 성기능을 높인다. 이뇨작용, 지혈작용, 설사를 멎게 하는 작용이 있다. 위열(胃熱)이 있을 때, 허리와 무릎이 시리고 아플 때, 소아 야뇨증, 대하, 코피, 월경불순, 산후 출혈 등에 쓰며 위장염과 신경쇠약에도 쓴다. 간을 보하는 데에는 성약(聖藥)이라고까지 하는데 간장병 환자는 부추 삶은 물을 마시면 마실수록 이롭다.

몸을 보하는 데에는 선약(仙藥)이라고도 한다. 따라서 병이 있든 없든 부추요리는 밥상에 늘 놓는 것이 좋다. 그러나 일단 병이 발생한 다음에는 이롭지 못하므로 미리 상식할 필요가 있다.

예부터 불가와 도가에서는 음력을 불러일으키는 다섯 가지 자극적인 채소를 '오훈채' 또는 '오신채'라 하여 꺼리고 있다. 오훈채는 부추, 마늘, 달래, 두릅, 파를 말하는데 이는 음력을 불러일으키는 정력강장제다.

이 중 부추는 자양강장 효과가 뚜렷하다 해서 일명 '기양초'라고 하며 게으름쟁이들도 재배할 수 있을 정도로 저절로 잘 자라는 강한 생명력이 있어서 '게으름쟁이풀'이라고도 한다.

부추는 이처럼 생명력이 강할 뿐만 아니라 다양한 성분을 함유하고 있으며, 혈액을 맑게 하고 세포에 활력을 준다. 또 식욕증진·소염·항균·해열작용까지 하고, 독특한 향기는 신경을 진정시키며, 비타민 B_1의 흡수를 좋게 하고, 탄수화물 이용률을 높인다.

부추를 제대로 먹으려면

예부터 부추는 나물무침이나 김치, 잡채 등 여러 가지 조리를 해서 늘 먹어왔는데 지나치게 많이 먹어서는 안 된다. 지나치게 먹으면 정신이 흐려지고 눈이 침침해진다.

술을 마셔서 온몸이 달아오르고 얼굴이 붉어진 상태에서 부추를 안주로 먹으면 해롭고, 열병 후 부추를 먹는 것도 바람직하지 않다. 왜냐하면 부추가 강한 열성식품이기 때문이다.

부추는 열성식품이라서 꿀과 함께 먹는 것도 좋지 않다. 그러나 몸이 너무 차거나 수족이 냉하고 하복부가 냉해서 자주 설사하는 경우에는 부추가 더없이 좋다.

술을 마신 다음 날 설사가 잦거나 배가 살살 아픈 경우에도 부추

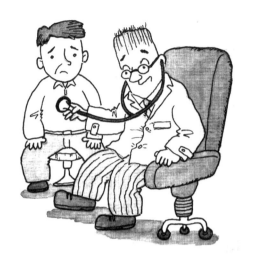

가 매우 좋은데, 이 또한 부추가 열성식품이기 때문이다.

부추에 식초를 타서 살짝 끓인 물을 따끈하게 해서 마시면 장이 항상 약한 사람, 장에 항상 이상발효가 일어나서 부글부글 배가 끓는 사람에게 좋다. 부추를 생즙으로 내서 사과즙과 함께 먹어도 효과가 좋다.

특히 부추는 '신양허증(腎陽虛症)'에 좋다. 부추의 효능은 이 한마디로 모두 압축할 수 있다. 신양허증은 양기가 허해져서 생긴 여러 증세로 정력이 떨어지고 유정·몽정·조루 같은 성 신경쇠약이 나타난다. 또한 정액의 양이 줄고 고환이 조그맣게 위축될 뿐 아니라 성욕마저 감퇴된다.

여성의 경우 신양허증이면 월경불순이 있거나 월경통이 심하며 냉이 많이 흘러내려 외음부가 항상 젖어 있기 때문에 외음부가 잘

헐기도 한다.

또 손발이 너무 냉하고 아랫배도 냉하여 식욕이 떨어지고 소화가 안 되며, 찬 음식을 먹으면 더 심하다. 허리나 엉덩이까지도 냉해서 요통이나 무릎통증이 있다. 괜히 불안·초조하고 정서적으로 도저히 안정되지 못하며 숙면을 취할 수 없다.

특히 소변을 자주 보는데 왠지 시원치 못하고 소변이 물처럼 맑거나 소변 속에 실 같은 것들이 둥둥 떠다니거나 매우 뿌옇다. 양기가 허약해져 오는 이러한 증후군은 인체의 근본적인 열에너지원이 부족해서 생긴다.

《동의보감》에서 부추는 더운 성질을 갖고 있는 식품이라 했으며 인체의 열을 돋우는 보온효과가 있다고 했다. 어깨가 결리고 허리가 아프며 어혈로 입술 색깔마저 푸른 자줏빛을 띠고 얼굴이 검어지면서 기미가 잔뜩 끼었을 때도 부추를 먹으면 효과가 있다.

부추로 어혈이 풀리고 혈액순환이 좋아지면 음경으로 가는 혈액 유입량이 증대되기 때문에 정력도 한층 좋아진다.

부추를 이용한 민간요법

- 급성 위염에는 부추 1대를 뿌리째 깨끗이 씻어 짓찧어 끓는 물에 타먹는다.
- 명치끝이 묵직하고 입맛이 없을 때는 부추에 양념을 잘하여 반

찬으로 먹거나 부추 40~50g을 물에 달여 하루 두 번 식후에 따뜻하게 마신다.

- 백대하에는 부추 뿌리에 달걀, 설탕을 넣어 물에 달여 먹는다.
- 코피, 토혈에는 부추씨즙이나 부추즙을 한 번에 15mL씩 먹는다.
- 생리불순에는 부추에 소금을 조금 넣고 짓찧어 즙을 내어 한 번에 50mL씩 식전에 1~2회 먹는다.
- 임신부종, 딸꾹질에는 부추 생잎을 끓는 물에 데친 다음 짓찧어 즙을 내어 한 번에 100mL씩 하루 3회 먹는다.
- 식중독에는 부추즙을 한 번에 10~30mL씩 하루에 1~3회 아무 때나 먹는다.

콩을 늘 먹으면 정력이 약동한다

병은 크게 외인성(外因性)과 내인성(內因性)으로 나눌 수 있다. 외인성은 세균이 외부로부터 침입해서 발병된 것이고 내인성은 잘못된 식생활 등으로 내부에서 생겨난 병이다.

현대의학의 발달이 최고에 달해서 세균성 치료에는 능하지만 내인성 치료에는 여전히 속수무책이다. 미국 박사들이 총집결해서 만든 영양문제 연구에 따르면 현대 의사는 신경통도 치료하지 못한다.

그러나 조물주가 인간을 창조할 때 병들어 고통받도록 지어놓은 것은 아니다. 곡식이나 채소, 과실류나 나무의 잎이나 줄기, 뿌리나 꽃이 모두 약이다. 땅 위에 있는 모든 것이 사람을 위한 것인데 사람이 이것을 제대로 활용하지 못해서 병들어 고생하는 것이 성인병이다. 이것을 의학자들은 '식원병(食源病)'이라고 한다.

자연은 유일한 내인성 치료제다. 실제로 인체에 도움을 주는 자연식품은 무궁무진하다. 그중에서도 완전식품이라고 하는 '콩'에 대해 알아보겠다.

콩은 1년생 재배 곡물로 품종은 수백 종에 이르는데 검은콩은 흑두(黑豆) 또는 오두(烏豆)라 하고, 누런 콩은 일반적으로 콩이라고 부르며 두부를 만들고 기름을 짜고 장을 담그는 데 쓰인다.

콩의 다양한 쓰임새와 약효

품종에 따라 약간 차이는 있으나 콩에는 양질의 단백질과 지방이 들어 있다. 콩은 천연의 황산화물질로 노화를 방지하고 스태미나를 촉진하는 토코페롤을 비롯해 비타민류와 칼슘, 칼륨, 철, 셀레늄 등의 미네랄이 풍부하다.

콩 가운데 흑두(黑豆)에는 불가사의한 약효가 있다. 한겨울 기온이 영하 10도를 오르내릴 때 기침이 심할 경우 흑두를 삶은 물에 흑설탕을 범벅해 큰 병에 넣어두고 커피나 차 대신 마시면 신기할 만큼 기침이 멎는다. 흑두는 또한 신장병에도 특효가 있다. 흑두를 삶아두었다가 조금씩 먹으면 신장병을 다스리고 소변을 잘 나오게 하여 나쁜 기를 내린다.

콩을 갈아서 매일 30알 분량을 먹으면 장생하게 한다. 얼굴색이 좋아지고 백발이 검게 변하며 늙지 않는다. 처음 먹을 때는 몸이 무거운 것 같으나

1년이 지난 후에는 몸이 가벼워진다. 또한 양기에도 좋다.

건강 측면에서 살펴볼 때 익혀서 먹는 것보다 그냥 먹는 것이 효과가 뛰어나다. 그래서 옛날 불가·유가·선가·도가에서는 생식을 했다. 생식의 주식량은 콩과 솔잎이었다. 솔잎을 그늘에서 바싹 말린 것과 생콩을 분말로 간 것을 혼합해서 녹두알만큼씩 환을 만들어 상식하는 것이다.

콩은 중풍으로 다리가 허약한 사람에게도 좋다. 풍독각기(風毒脚氣)를 다스리는 데는 삶아먹고 심장병, 경련통, 창만에는 뽕나무를 넣어 삶아먹으면 좋다. 피를 깨끗하게 하고 약물로 인한 중독과 그 이외의 모든 독을 제거하는 작용을 한다. 감초와 같은 비율로 삶은 것을 '감두탕(甘豆湯)'이라 하는데 이는 모든 열독을 가시게 한다.

여름철에는 식중독에 잘 걸리는데 이때 검은콩 한 홉에 물 두 사발을 붓고 물이 반이 될 때까지 달여서 그 물을 마시면 즉효가 있다. 집에 감초가 있어서 감두탕을 만들어 마시면 더할 나위 없이 좋다.

또한 여름 무더위가 심할 때 영양식으로 콩국수를 찾는 사람이 많은데, 이는 여름철이면 땀을 많이 흘려 우리 몸에서 기라는 에너지가 빠져나가기 때문에 이를 에너지의 보고인 콩으로 보충하기 위함이다.

콩은 신경통 치료에도 신비한 효과가 있다. 제아무리 오래된 신경통이라도 식사 사이마다 백태(생메주콩) 간 것을 큰 수저로 하나씩 1개월만 복용하면 어느 정도 통증이 멎는다. 6개월 동안 장복하면 병을 근본적으로 고칠 수 있다.

다만 주의할 것은 5일 이상 경과하면 판크레오지민(Pancreozymin)이라는 특수 성분이 산화되므로 조금씩 자주 갈아먹어야 한다는 것이다. 콩의 성분 중 가장 중요한 것이 판크레오지민인데 이 성분은 오장의 분비를 촉진해주는 까닭에 상식하면 중풍, 당뇨, 신경통 예방뿐 아니라 정력이 약동할 수 있다.

콩을 쪄서 자루에 넣어 만든 베개를 베고 반듯하게 몸을 뉘고 수건을 뜨겁게 하여 눈을 가리고 잠을 청하면 불면증 환자도 쉽게 잠들 수 있다. 콩찜을 한 베개가 식으면 다시 새것으로 바꾸어 반복하면 된다.

콩나물순을 내어 달여 마시면 신장병에 좋고 해열·강장효과가 있으며 시력을 좋게 할 뿐만 아니라 이뇨 효과가 있어 술독을 없애는 데도 도움이 많이 된다. 구치소에서 죄수한테 콩밥을 먹이는 데는 다 이유가 있다. 콩이 직사광선의 혜택을 받지 못할 때 생기는 각기병이나 부종을 방지하는 역할을 하기 때문이다.

가정에서 두유 만들기

콩의 이러한 성분을 쉽게 섭취할 수 있는 음료가 두유인데, 이것을 가정에서 만들어 마실 수 있도록 만드는 방법을 소개하겠다.

재료는 메주콩 1홉, 땅콩 볶은 것 한 줌, 참깨 볶은 것 1스푼이면

5인 가족이 1컵씩 마실 수 있다.

콩을 전날 저녁 물에 담가두었다가 다음 날 아침에 살짝 삶아낸다. 먹어보아서 비린내가 안 날 정도면 알맞다. 먼저 땅콩과 참깨를 전기 맷돌에 넣고 갈면 곱게 갈아진다. 여기에 삶은 콩을 넣고 갈면 빽빽한 반죽상태가 된다. 이때 생수를 1컵 정도 붓고 갈면 걸쭉한 상태가 된다. 다시 물을 3컵 붓고 갈면 마시기에 알맞은 두유가 된다.

여기에 소금 약간과 흑설탕을 적당히 가미해서 다시 한번 갈면 맛있는 두유가 된다. 이것을 아침마다 1컵씩 1개월 복용하면 피가 맑아져 몸이 가벼워지고 피부가 좋아진다.

메밀로 혈압을 낮추고 중풍을 예방하자

메밀은 마디풀과에 속하는 한해살이풀로 높이 30~90cm인 줄기는 연하고 밋밋하며 붉은빛을 띠고 있다. 잎은 서로 어긋나고 세모꼴의 심장형이며, 잎자루 아랫부분은 칼집 모양으로 줄기를 싸고 있다.

열매가 검은빛에 뾰족한 모양인 메밀은 시베리아, 중국, 인도, 한국 등 동부아시아 지역에 널리 분포되어 있다. 우리나라에서는 가뭄이 심해 논에 벼를 심지 못할 때 많이 심어왔다. 생육기간이 짧고 메마른 땅에서도 잘 자라므로 구황작물로 이용되어왔다.

농촌 풍경의 하나로 산비탈에 핀 메밀꽃이 인상적이다보니 물보라가 하얗게 부서지면서 파도가 이는 것을 메밀꽃이 인다고 표현하기도 한다.

메밀의 효능·효과

메밀은 전분이 많은 곡식 중 하나인데, 사람들은 보통 가루를 내어 떡과 국수를 만들어 먹는다. 메밀은 오래전부터 고혈압이나 중풍을 예방하는 식품으로 사용되어왔다. 따라서 메밀국수나 메밀냉면을 상식하는 사람은 고혈압, 동맥경화, 중풍으로 고생할 확률이 현저히 낮다.

메밀은 쌀이나 밀가루보다 아미노산이 풍부하며 필수아미노산인 트립토판, 트레오닌, 리신 등이 다른 곡류보다 많다. 따라서 단백가가 높으며 비타민 B_1, B_2는 쌀의 3배이고 비타민 D, 인산 등이 많은 것이 특징이다. 메밀은 가루가 곱고 잘 익어 소화가 잘되므로 주식류 중에서도 우수한 식품이라고 할 수 있다. 그러나 비타민 A는 거의 들어 있지 않다.

대중음식으로 전래되어오는 산자는 메밀가루에 엿기름을 조금 섞어 소금물에 반죽해서 넓적하게 기름에 지져낸 뒤 꿀이나 엿을 칠하고 볶은 검은깨를 뿌린 음식이다.

메밀가루를 냉면 육수보다 조금 되게 풀고 삶은 파의 흰 부분과 막걸리를 약간 넣은 다음 설탕, 조미료, 소금으로 간을 해서 끓인 당수에 산자를 담가 먹으면 맛있는 음식이 될 뿐 아니라 감기·몸살에 아주 좋다. 메밀은 차고 맛이 달며 독이 없다. 따라서 메밀차는 아주 훌륭한 건강 영양차로 가정에서 상식하면 좋다.

메밀차는 메밀가루에 물을 조금 부어 질척하게 갠 다음 꿀을 섞고 끓는 물을 천천히 부어 만드는데, 여기에 유자나 귤을 썰어 띄워 마시면 더욱 좋다. 메밀차를 식후마다 마시면 당뇨병, 고혈압, 동맥경화증의 훌륭한 예방제가 된다. 보리차처럼 볶은 통메밀에 뜨거운 물을 부어 우린 것은 변비 치료에 효과가 있다.

메밀은 대소변을 수월하게 하는 한편 모세혈관을 강화하므로 성인병으로 고생하는 환자들을 위한 권장식품이 되고 있다. 메밀꽃가루는 완전한 영양식품이자 약재이므로 활짝 핀 메밀꽃을 채집해서 장기 복용하면 부작용이 없는 건강식품이 된다.

메밀꽃가루는 피로한 몸에 에너지를 공급할 뿐 아니라 자극제도 된다. 그래서 체력이 떨어진 사람은 메밀꽃가루로 체력을 회복할 수 있다. 또한 메밀꽃가루는 빈혈, 특히 유아빈혈에 효과가 뛰어나다. 그밖에 만성 변비, 위장 내 가스 발생, 설사 등의 질환에도 좋은 것으로 밝혀졌다.

메밀의 줄기와 잎에는 인체 혈관손상을 방지하는 루틴이 함유돼 있어 고혈압은 물론 동맥경화, 뇌졸중 등의 예방에도 효과가 큰 것으로 알려졌다.

한의학에서는 꽃이 핀 메밀을 수확해서 말린 것을 '화교(花蕎)'라고 하는데 이 화교는 당뇨병 치료에 많이 활용된다.

메밀은 약리실험에서 모세혈관 투과성을 낮추는 작용, 혈중 콜레스테롤을 낮추는 작용, 혈압을 낮추는 작용, 열과 기를 내리고 해독하는 작용 등이 있는 것으로 밝혀졌다.

메밀의 플라보이드 성분은 손상된 간세포의 재생을 촉진하고 간의 해독기능을 강화하며 소화를 돕는다.

그밖에 위열(胃熱)로 오는 설사, 식은땀, 편두통, 자반병, 창상, 간염, 치루, 수은중독, 대하증에도 쓸 수 있다.

메밀을 이용한 민간요법

- 대장염, 대하가 많을 때는 메밀을 누렇게 볶아 보드랍게 가루를 내어 하루에 두 번 물에 타서 먹는다.
- 식은땀이 날 때는 메밀가루에 설탕을 조금 넣고 물에 끓여 먹는다.
- 고혈압, 안저출혈, 자반병에는 신선한 메밀잎 100g에 연꽃 뿌리마디 네 개를 넣고 물에 달여 먹는다.
- 간염, 고혈압에는 메밀가루에 같은 양의 물을 부어 3일 정도 따뜻한 곳에 놓아두었다가 한 번에 50~100mL씩 하루에 세 번 식후에 먹는다.
- 백대하에는 메밀가루를 달걀흰자위에 섞어서 한 번에 8g씩 술에 타서 먹는다.

사례 1

동맥경화증 환자 21명에게 하루에 메밀 200g을 묵으로 만들어 60일 동안 먹인 결과 자각증상의 개선율은 80% 이상이었다. 또한 혈압은 치료를 시작한 첫 주부터 내리기 시작하여 일정하게 내린 상태에서 유지되었으며, 60일 치료한 다음에는 콜레스테롤이 평균 13.3mg% 내렸다.

사례 2

동맥경화증 환자 61명에게 메밀쌀 200g으로 묵을 만들어 하루 1끼 또는 2끼로 나누어 먹이면서 60일 치료한 결과 혈압을 낮추고 자각증상이 좋아지게 했다. 또 혈청콜레스테롤, 콜레스테롤, 인지질비, 혈청베타지단백의 함량을 낮추었다. 그러나 동맥경화증으로 생긴 일련의 기질적 변화에는 영향을 주지 않았다. 동맥경화증의 예방치료 식사는 하루에 체중 1kg당 4~5g으로 2개월 이상 쓰는 것이 좋다.

메밀과 음식궁합

메밀 음식을 먹을 때는 돼지고기, 양고기, 조기 등과 같이 먹어서는 안 된다. 메밀을 이들 고기와 혼식하면 풍을 유발하거나 눈썹과 모발이 빠질 염려가 있다. 반면 무김치는 해독제 역할을 하므로 냉면에 무김치를 곁들여 먹으면 소화뿐 아니라 해독력을 더욱 높인다.

율무로 체질을 바꾸자

율무는 포아풀과에 속하는 일년초다. 높이
는 1.5m가량이고 꽃은 7월에 피며 열매는
타원형이다. 중국 일부에서는 '회회미'라고
해서 회교원에서 전래된 것으로 생각하
는 사람도 있으나 베트남이 원산지다.

2,000년 전 한나라의 마원이라는 장군이
베트남 원정에서 가지고 온 것이 율무였다
고 한다.《사기(史記)》에도 명장 마원이 율무에 몸
이 가볍고 병을 이겨내는 성질이 있음을 알고 군량으로 비축했다
고 소개되어 있다.

율무는 한방명으로 '의이(薏苡)'라고 하며, 율무 껍질을 벗긴 율무
쌀을 '의이인(薏苡仁)'이라고 한다.

율무의 영양가

율무쌀과 백미의 영양가는 차이가 크다. 단백질이 율무 13.65%, 백미 8.80%이고, 지방은 율무 5.3%, 백미 2.20%이다. 섬유질은 율무 3.12%, 백미 1.10%로 월등한 차이가 있다. 이렇듯 율무는 좋은 곡식이자 약이지만 일반인이 잘 모르는 것이 매우 안타깝다.

율무의 효능

《본초강목》에서 "율무는 위에 좋으며, 비장을 튼튼하게 하고 폐를 보한다"고 했다. 그밖에 "열과 풍을 없애주며 습을 몰아내고 피를 맑게 해주는 작용이 있다"고 했다. 따라서 스태미나는 물론이고 이뇨, 진해, 진경, 호흡기병, 위장병, 류머티즘, 신경통, 신장병, 고혈압, 당뇨병, 암 등에 특효이고 변비, 미용에도 좋은 것으로 알려져 있다. 사마귀와 치질에는 환부에 발라주는 것을 병용하면 빨리 낫는다. 그래서 율무를 일명 '사마귀약'이라고도 한다.

껍질이 붙은 것 20g을 3홉 정도의 물로 은은한 불에서 삶아 수분이 열매와 거의 같은 양으로 줄었을 때 불을 끈다. 식은 후 환부에 직접 바른다. 천에 묻혀 붙이면 지속시간이 길므로 효용이 크다.

치질로 인한 통증은 곧 멎게 된다. 사마귀 제거에는 무화과도 효과가 있지만 피부에 염증이 생기는 경우가 있다. 하지만 율무를 도

포하는 경우에는 염증의 예를 들어본 적이 없다.

옛날에는 산성 체질이니 약알칼리성 체질이니 하는 단어를 별로 쓰지 않았지만 요즘은 많은 사람이 관심을 갖고 있다. 산성 체질과 약알칼리성 체질을 알기 쉽게 비유하면 산성 체질인 사람은 낡은 차이고 약알칼리성 체질인 사람은 새 차라고 하면 알맞을지도 모른다. 낡은 차는 거의 날마다 정비공장을 들락거린다. 그러나 새 차는 큰 충돌사고만 없으면 정비공장에는 드나들 필요가 없다.

마찬가지로 사람은 병원에 드나들지 않고 살기를 다 같이 소망한다. 그러려면 거칠고 끈적끈적한 피를 맑게 해주고 혈관의 콜레스테롤 수치가 일정치를 넘지 않게 해야 한다. 피가 맑고 혈관이 깨끗한 사람을 약알칼리성 체질이라고 하는데 이 체질이 되어야 병에 걸리지 않고 건강하게 살 수 있다.

이러한 약알칼리성 체질로 만들어주는 곡식이 바로 율무다. 율무에는 게르마늄, 코익셀로라이드, 휴진 등 다른 곡식이나 식물에는 없는 특수 성분이 있어서 피 속에 섞여 있는 피 찌꺼기 등 이물질과 혈관을 청소해주는 역할을 한다.

그래서 조상들은 율무를 즐겨 생식했다. 생콩과 생율무를 같은 비율로 갈아서 공복일 때 하루 세 번 오래 복용하면 젊어지는 걸 느낄 수 있다. 그것은 피가 맑아지면 피부색이 윤택하고 아름다워지기 때문이다.

얼굴에 큰 여드름이 나서 맞선 보는 장소에 나가기를 고민하는 분들은 3개월만 복용하면 뛰어난 효과에 감탄할 것이다. 초보자는 비린내를 없애기 위해 캡슐을 이용하면 좋다.

율무를 효과적으로 먹는 법

사람이 먹는 음식은 건강을 위해서 조리하는 것보다 생식이 효과가 빠르다는 것은 누구나 다 아는 사실이다. 그것은 식품이 각각 지닌 성분을 그대로 섭취하기 때문이다.

죽은 음식과 살아 있는 음식은 차이가 있으나 몇 가지 채소나 과실을 제외하고는 입맛이 없다. 현대인은 대개 입맛이 좋은 음식은 몸에 해롭다는 것을 알아두기 바란다.

내 자녀를 튼튼하게 키우는 첫 번째 방법은 음식이 약이고 의사이므로 주부가 만든 것만 먹도록 습관화하는 것이다. 여기서 혼식에 큰 효과를 볼 수 있는 것이 율무다.

율무쌀은 밥을 짓기가 다소 불편하다. 하루 전 물에 충분히 불렸다가 백미 7, 율무 3의 비율로 혼식을 계속하면 좀처럼 피부병이나 암에 걸리지 않는다. 그리고 각종 결석증을 예방해준다. 공해 속에 살면서 어쩔 수 없이 호흡기를 통해 들어오는 이물질과 담배를 피우는 흡연가들의 니코틴과 가래를 삭혀주며, 세포 흐름을 원활하게 해준다.

율무쌀 밥을 오래도록 먹으면 위를 튼튼하게 해주고 폐를 맑게 해줄 뿐만 아니라 암을 없애주고 풍수병을 치료해준다. 또 정력 부족과 조루증을 치료해주고 여자들의 대하증도 멎게 해준다. 따라서 병이 있든 없든 오래 먹는 습관을 들이기 바란다.

어린이들이 소화불량으로 자주 배탈이 나면 율무쌀의 분겨와 보릿가루를 반반씩 섞어서 달여 먹으면 빈사상태라도 구할 수 있을 정도로 그야말로 명약이다.

이 처방은 허약한 노인들한테도 마찬가지다. 중환자가 유동식 이외에는 아무것도 못 먹고 허약해졌을 때 율무쌀을 폭 끓여 죽을 쑤어 먹으면 2주일 정도 후에는 기력을 되찾을 것이다. 한 가지 유의해야 할 점이 있다. 임신 중인 여성은 태아에게 유해할 수 있기 때문에 피하는 것이 좋다.

율무가 들어간 한방처방

의서에 따르면 "율무가 들어간 처방으로 불로익기환(不老益氣丸)이 있는데 이를 장복하면 늙지 않고 기력이 젊은이같이 된다"라고 했다. 율무, 들깨, 참깨, 도라지, 검은콩, 보리, 메밀, 잣, 은행 아홉 가지를 아홉 번 찌고 말리는 것이다. 이것을 녹두알만큼씩 환을 만들어 한 번에 30알씩 복용하면 스태미나가 되살아나고 몸 전체가 경쾌해진다. 또 얼굴 혈색이 윤기가 나고 아름다워질 것이다.

영지버섯은 혈관 청소부

　뇌졸중, 당뇨병, 고혈압, 동맥경화, 심장병, 간장병 등 성인병의 원인은 지방의 과다섭취, 가공식품이나 인스턴트식품 섭취 등 그릇된 식생활에서 비롯되는 경우가 많다. 특히 음식물 중 과산화지방이 성인병 유발에 큰 원인이 된다.

　요즘은 식생활이 너무 서구화되어 과산화지방이 많이 쌓이고 혈관이 녹슬고 피에 찌꺼기가 많이 생기기 때문에 혈관질환에서 비롯되는 성인병이 더욱 두드러지고 있다. 피가 모세혈관을 통하기 어렵게 되고 혈액순환이 제대로 되지 못하여 각종 성인병을 일으키는 것이다. 가공식품, 인스턴트식품을 마구 먹고 마시는 것은 자살행위나 다름없다.

성인병에 효과가 탁월한 영지

성인병을 근본적으로 치유하려면 무엇보다 피를 맑게 하고 혈관이 깨끗해지도록 청소해야 한다. 이 두 가지 요인을 해결할 수 있는 요소가 영지버섯에 들어 있다.

영지가 특히 성인병 환자들에게 널리 권장되는 이유는 무엇보다 혈액 속 노폐물 제거, 피 찌꺼기 용해 및 혈관 청소 능력과 더불어 세포의 부활과 재생, 병의 진행 억제작용을 하기 때문이다. 또 혈액 속 산소를 인체 모든 부위에 골고루 운반하고 섭취된 음식물의 영양을 완전히 공급하며 신진대사를 촉진함으로써 체질을 개선할 수 있다.

영지버섯이 성인병에 효과가 탁월한 가장 큰 이유는 이렇듯 인간 건강의 근본인 혈관을 깨끗하게 해주기 때문이다.

옛 문헌에 소개된 영지의 효능

영지버섯은 참나무, 밤나무, 매화나무 등 활엽수의 그루터기에 자생하는 일년생 버섯이다. 일반 식용버섯과 달리 원숭이자리버섯과 같이 단단한 목질로 되어 있고 색깔에 따라 적지(赤芝), 흑지(黑芝), 청지(靑芝), 백지(白芝), 황지(黃芝), 자지(紫芝) 등이 있는데, 이 중 가장 흔한 것이 적지이다. 최근에는 원목재배 등으로 적지가 많이 생산되고 있다.

《신농본초경(神農本草經)》이나 《본초강목(本草綱目)》을 보면 영지는 심산유곡에 있는 수목 뿌리에서 극히 희귀하게 자생해 채취하기가 매우 어렵다고 쓰여 있다. 이들 책에는 모든 약초를 상·중·하로 분류해 기록했는데 영지는 인삼과 더불어 상약(上藥)으로 구분되어 있다. 상약이란 일반 생약과 달리 장기간 복용해도 부작용이 전혀 없고 매일 복용해서 체질을 개선해 건강을 유지할 수 있는 약을 지칭한다.

예부터 천연품이 매우 귀하고 부작용이 없으며 건강회복에는 이것 이상 가는 것이 없을 만큼 약효가 높았기 때문에 영지는 신지(神芝), 신선초(神仙草), 불로장수초 등 여러 가지 이름으로 불려왔다.

우리나라에서는 산삼에 버금가는 불로초(不老草)로 여겨왔다. 오래 사는 10가지 생물로 여겨지는 십장생 중 하나인 불로초가 바로 영지버섯이라고 생각된다. 이러한 이유로 영지를 '약 중의 왕'이라고도 한다.

영지는 항암작용이 인정되고 있는데 암세포를 직접 공격하는 것이 아니라 인체의 면역력을 높여 암세포 증식을 억제하는 것으로 본다.

임상실험 결과로 알아보는 영지의 약효

약 중의 왕인 영지의 효능을 임상실험 결과에 따라 정리해보면 다음과 같다.

첫째, 혈압이 높은 사람은 혈압을 낮춰주고 낮은 사람은 높여준다. 특히 고혈압에 뛰어난 효과를 발휘한다. 이는 영지가 혈관을 깨끗하게 해주기 때문이다.

둘째, 오래 복용하면 위장의 영양흡수 기능을 촉진하고 자양강장 효과가 있다.

셋째, 간염 등을 예방하는 간 보호작용과 해독작용이 있다.

넷째, 진해 거담작용이 있어 기관지염에 유효하다.

다섯째, 종양억제 효과로 항암작용이 있다.

여섯째, 동맥경화증, 중풍, 심장병, 당뇨병, 위궤양, 십이지장궤양 등에 효력이 있으며 정력증강에도 도움이 된다.

이밖에 영지는 뇌를 건강하게 해주고 강심·이뇨·항균·진정·진통작용이 있으며 신경쇠약, 불면증에도 효과가 있다.

영지를 이용한 치료사례

영지는 무엇보다 고혈압에 효과가 뛰어나다고 했는데, 실제로 영지를 복용하여 고혈압을 치료한 예가 많다.

어느 고혈압 환자의 경우 수축기 혈압이 200mgHg 이상 오르락내리락했고 확장기 혈압은 150mgHg 이상을 오르내렸다. 뒷목이 뻣뻣하고 견비통으로 양쪽 어깨가 무겁고 아프다고 호소했다. 두통, 두중, 어지럼증으로 활동이 부자연스러웠으며 하루에 10여 차례 전신근육이 뛰고 소화장애와 변비까지 겹쳐 있었다. 이 환자에게 공기 좋고 물 맑은 곳에 가서 휴양을 하며 영지버섯을 복용하라고 권했다.

한 달간 휴양하며 영지를 계속 복용한 이후 혈압은 130~90mgHg으로 정상이 되었고 다른 제반 증상도 모두 없어졌다. 더욱 놀란 사실은 당뇨가 약간 있었는데 이것 또한 정상치로 내려갔다는 것이다. 10년 이상 고생하던 고혈압이 한 달간의 영지버섯 복용으로 완치되었다니 환자뿐 아니라 필자도 놀랐다.

그 뒤 혈압이 높은 분들이나 당뇨병, 심장병, 간장병, 뇌졸중 등 성인병이 있는 분들에게 무조건 영지를 권하고 있다.

영지 복용법

영지를 약으로 쓸 때 주의해야 할 점이 있다. 약으로 달여 복용할 때는 약물이 끓어 넘치지 않도록 해야 한다. 약으로 달일 때 영지 약 30g을 생긴 그대로 약탕기에 넣는다. 여기에 물을 500mL가량 붓고 1시간 정도 끓인다. 끓인 약물을 유리그릇이나 사기그릇에 붓고 뚜껑으로 꼭 덮어둔다.

다음은 영지만 다시 꺼내 2~3cm 크기로 썰어서 같은 양의 물을 붓고 약한 불로 약 1시간 끓인다. 이 약물을 먼저 약탕기에 다시 붓는다. 그리고 영지에 같은 분량의 물을 다시 붓고 약한 불에서 1시간가량 또 끓인다.

이렇게 삼탕을 해서 이 약물을 모두 합친 후 마개를 잘 막아 냉장고에 보관한다. 하루에 서너 번, 한 번에 커피잔으로 한 잔씩 마시면 1주일 정도 마실 수 있다.

성인병 환자들이 꼭 명심해야 할 사실은 성인병은 단시간 내에 고칠 수 있는 병이 아니므로 조급해서는 안 된다는 것이다. 성인병 치료에는 정신적 안정, 식이요법 등 장시간 본인의 노력과 정성이 따라야 한다.

쑥으로 여성질환을 잡는다

쑥은 크게 약쑥과 사철쑥으로 구분된다. 약쑥
은 우리가 일반적으로 말하는 쑥이고, 사철
쑥은 간장병과 황달에 많이 사용하는 인진
쑥을 말한다. 여기서는 약쑥에 대해 알
아보겠다.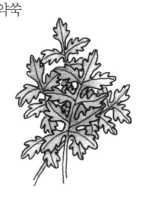

'쑥' 하면 히로시마를 연상케 한다. 제2차
세계대전 때 미국이 일본 히로시마에 원자
폭탄을 투하하여 그 도시를 완전히 폐허로 만든 후 어떠한 생물체
도 살 수 없었다. 그러한 환경에서 꿈틀거리며 살아 나오는 생명체
가 있었으니, 그것이 바로 '쑥'이었다고 한다.

쑥은 지구상에서 생명력이 가장 강한 식물이다. 생명력이 강한
만큼 인간에게도 강한 생명력을 불어 넣어주고 있다.

쑥은 엉거시과에 속하는 다년초의 하나로 종류는 참쑥, 물쑥, 약

쑥 등 여러 가지로 분류된다. 쑥은 옛날에는 음력 5월 5일 단오절, 그것도 해뜨기 전 채집한 것이 좋다고 해서 부인들이 잠을 설치면서까지 부드러운 쑥잎을 따느라 분주했다는 얘기가 전해 내려온다.

쑥은 바람을 많이 맞고 자란 바닷가나 강가의 쑥이 효과 면에서 우수하다고 본다. 따라서 우리나라에서는 강화쑥을 가장 효과가 좋은 상품으로 친다.

쑥의 효능·효과

쑥에는 무기질과 비타민이 매우 많은 것이 특징이다. 특히 비타민 A와 C의 함량이 많아 인체의 저항력 증감과 감기의 예방·치료에 유효하다.

우리 몸속에 비타민 A가 부족하면 체내에 공존하는 세균에 대한 저항력이 약화되고 쉽게 질병에 감염되기 때문에 비타민 A의 섭취는 무엇보다 중요하다. 비타민 C는 감기의 예방과 치료에 좋은 역할을 한다.

인체에서 비타민 A와 C의 역할은 집을 건축하기 위해 벽돌을 쌓는 것과 같다. 아무리 품질이 우수한 벽돌과 시멘트를 사용했다 하더라도 이어지는 틈새가 견고하지 못하면 쉽게 무너지고 말듯이, 인체가 아무리 영양이 풍부한 음식물을 섭취하더라도 효율적으로 분해하고 연소해서 흡수하지 않으면 아무 의미가 없다. 비타민 A와

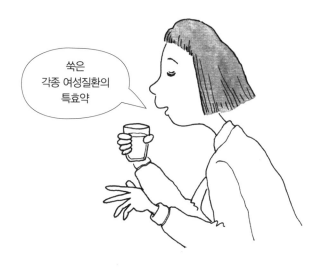

쑥은
각종 여성질환의
특효약

C는 이러한 영양화를 돕는 동시에 영양성분이 제 기능을 다하도록
보조 역할을 하는 것으로 알려져 있다.

쑥은 거의 완전한 알칼리성 식품이다. 쑥 1g에는 칼슘 93mg과
철분 1.5mg이 함유되어 있어 쌀밥 위주의 식생활로 인한 체질의
산성화를 방지해주는 데도 매우 효과적인 식품이자 약이 된다.

예부터 쑥을 혼합해 빚은 떡을 자주 먹는 것은 쑥의 향기로운 맛
을 이용하는 것뿐만 아니라 산성 체질을 중화하기 위한 조상들의
지혜였다고 생각된다.

쑥의 연한 잎을 말려 찐 다음 즙을 내어 마시면 적대하증, 하혈,
생리불순 등 여성질환에 특별한 효능을 발휘한다. 그밖에 해열과
진통작용, 해독과 구충작용, 혈압강하와 소염작용 등 매우 다양한
작용을 하는 것으로 알려져 있다.

쑥잎을 한방명으로 '애엽(艾葉)'이라고 하는데 복통이나 토사, 출혈 등을 급히 멎게 하는 데 많이 사용되어왔으며, 특히 뜸을 뜨는 데에는 없어서는 안 될 귀중한 약재로 취급되어왔다.

뜸을 뜨면 인체의 백혈구 수가 평상시보다 2~3배나 늘어나 면역물질이 생겨 면역성이 향상되는 놀라운 효과가 오늘날에도 입증되고 있다.

쑥을 식품으로 할 때는 독한 맛이 있으므로 삶아서 하룻밤쯤 물에 담갔다가 건져서 먹는 것이 좋고 말려두면 1년 내내 먹을 수 있다. 쑥을 튀김으로 할 때는 기름 온도를 좀 낮게 하고 천천히 튀기는 것이 좋다.

증상에 따른 쑥 치료법

부인병 질환인 적대하증이 있거나 하혈이 멎지 않을 때는 쑥 한 묶음, 생강 3.75g을 물 다섯 사발 정도와 함께 달여 물이 절반으로 줄어들면 즙을 짠다. 이 즙에 아교를 잘게 썰어 불에 볶아 구슬 모양으로 만든 한약재인 아교주(阿膠珠)를 넣고 달여서 녹인 것을 매일 세 차례씩 식후에 복용하면 큰 효과를 볼 수 있다.

산모가 대변 하혈이나 대변 후 하혈에 시달리거나 설사가 멎지 않을 때에도 쑥잎 한 묶음과 생강 다섯 조각을 끈적끈적한 즙이 되도록 달여 3~4회만 복용해도 증세를 곧 멈출 수 있다.

임산부가 갑자기 심한 냉기의 습격을 받으면 인사불성이 되는 경우가 있다. 이때에는 신속하게 쑥잎 300g에 식초 한 사발을 붓고 볶은 뒤 헝겊으로 싸서 임산부 배꼽 위에 붙이고 그 부위를 모포 등으로 덮어 온기를 유지해주고 생강차를 수시로 복용시키면 얼마 지나지 않아 깨어난다.

습관적으로 오는 여성의 생리불순에는 쑥잎과 당귀를 적당량 혼합해서 만든 가루를 꿀로 개어 녹두알 크기의 환으로 빚은 뒤, 매일 아침 공복에 소금을 약간 탄 물로 50알씩 복용하면 된다. 저녁 취침 전에도 50알씩 도수 낮은 술과 함께 복용하면 1주일 만에 완치할 수 있다.

남녀노소 막론하고 토사가 멎지 않을 때는 쑥잎 한 묶음에 물 두 사발을 붓고 달여 한 사발 정도의 즙을 한번에 복용하면 곧 멎는다. 그래도 멎지 않을 경우에는 같은 방법으로 2~3회만 더 반복하면 곧 효력을 볼 수 있다.

인후부(咽喉部)가 붓고 아플 때에도 쑥잎 한 묶음에 물 세 사발을 붓고 절반이 될 때까지 졸인 것을 천천히 목구멍을 적신다는 기분으로 한꺼번에 모두 삼켜야 한다. 그리고 쑥잎을 식초와 섞어 찧은 뒤 목부분에 하루 2회씩 갈아 붙이는 것을 병행하면 효과가 뛰어나다.

감기로 인해 발열, 오한이 나고 전신에 통풍이 발생하면 쑥잎 75g과 생강 5조각에 물 두 사발을 붓고 절반이 되도록 달여 한번에 모두 마시면 뛰어난 효과를 볼 수 있다.

물 마시고 체한 데는 더덕이 최고

더덕은 한국, 만주, 일본, 대만 등의 산과 들에 자생하는 초롱과에 속하는 다년생 초본이다. 뿌리는 비대하고 방추형으로 그 생김새가 인삼과 비슷하여 한방명으로는 '사삼(沙蔘)'이라고 한다. 백삼(白蔘), 지취(志取), 가덕(加德) 등으로도 부른다.

덩굴 줄기는 왼쪽에서 오른쪽으로 감겨 올라가고 길이는 2m 이상 뻗는다. 잎은 서너 개로 타원형이고 8~9월에 자색의 종 모양 꽃이 가지 끝에 핀다.

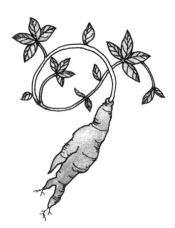

더덕의 효능·효과

더덕 뿌리에는 사포닌 성분이 들어 있는 것이 특징이다. 이 사포닌은 인삼이나 도라지에 들어 있는 주요 성분인데, 더덕에는 도라지보다 훨씬 많이 들어 있다.

사포닌은 물에 잘 녹으면서 거품이 일어나는 물질이다. 그래서 옛날에는 비누를 '사폰'이라고 했으며 부산에서는 '사본'이라고 불렀다.

종기가 심할 때나 독충에 쏘였을 때 더덕가루를 바르면 효과가 좋은 것도 바로 이 사포닌의 효과 때문이다. 더덕을 식품으로 할 때 물에 불려 먹는 일이 많은데 그것은 미끈한 사포닌을 우려내기 위한 것이다.

더덕을 물에 불려 양념을 발라 구운 더덕구이는 그 맛이 일품으로 입맛이 없던 사람도 바로 식욕이 돌아온다. 더덕을 물에 불려서 껍질을 벗긴 후 잘게 찢어 여러 가지 양념을 해서 만든 더덕누름적도 식탁에 오르면 사랑을 독차지한다.

더덕은 2월과 8월에 채취하여 말려서 쓰는데 뿌리가 희고 굵으며 쭉 뻗은 것일수록 약효가 좋다. 약으로 쓸 때는 하루 8g가량 달여 먹는다. 맛은 달고 쓰며 성질은 약간 차다. 따라서 음과 진액을 보충해주고 열을 내린다.

약리실험에서 더덕은 보혈강장 작용, 혈압을 낮추는 작용, 가래를 삭이는 작용, 기침을 멈추는 작용, 혈중 콜레스테롤을 낮추는 작용, 건위작용, 피로해소 촉진작용뿐 아니라 자양강장 작용 등이 밝혀졌다.

폐열(肺熱)로 마른기침을 할 때, 허로(虛勞)로 인한 기침, 음(陰, 수액)이 부족하여 목 안이 마를 때, 오랜 기침 등에 더덕을 사용한다. 기관지확장증, 폐결핵, 급성·만성 기관지염 등에도 좋다. 폐와 비장, 신장을 튼튼하게 해주므로 정력증강에도 매우 효과가 좋다.

더덕을 이용한 치료법

예부터 물을 마시고 체한 데는 약이 없다고 하는데 더덕을 먹으면 바로 내려간다. 중풍과 음부가 가려울 때도 효과가 있다. 중풍에는 더덕가루를 큰 숟가락으로 하나씩 하루에 3~5번 온수로 복용하면 된다.

음부가 가려울 때 더덕가루를 가려운 부위에 바르면 잘 듣는다. 특히 부인들의 적대하증, 백대하증과 신경통에 더덕가루를 먹으면 좋고 미음을 만들어 먹으면 미용에도 효과가 좋다.

산후복통에는 더덕을 보드랍게 가루 내어 한 번에 8~10g씩 하루 2~3번 따뜻한 술에 타서 먹거나 썰어서 한 번에 16~20g씩 하루 두 번 물에 달여 먹는다.

더덕은 산후 젖이 부족한 산모에게 젖이 잘 나오게 하므로 통유초(通乳草)라고도 하는데, 더덕이 모유와 비슷한 젖물을 분비하기 때문에 이를 연관시킨 것이다.

오래 묵은 더덕은 길이가 60cm 이상, 지름이 10cm 이상 되는데, 보통 그 속에는 발그스름한 액이 차 있고 간혹 백사가 들어 있는 경우도 있다. 이러한 더덕은 산삼만큼 귀중한 약물이다.

더덕구이를 맛있게 먹는 법

일반 더덕뿐만 아니라 오래된 더덕은 더덕구이를 해서 먹어도 좋고, 더덕술을 담가 마시면 별미로 효과도 빨리 볼 수 있다.

더덕구이를 만드는 데 쓰이는 재료는 더덕 500g, 고추장 30g, 파 30g, 마늘 20g, 간장 20g, 기름 10g, 설탕 10g, 깨소금 5g이다. 더덕을 방망이로 잘 두드려 껍질을 벗기고 손질한 후 한가운데를 길이로 쪼개고 칼등으로 두드려 연하게 만들어놓는다.

고추장에 간장을 섞고 설탕, 기름, 다진 마늘과 파, 깨소금을 넣어 양념장을 걸쭉하게 만든다. 이것을 더덕에 바르면서 차곡차곡 놓아 약 30분 동안 재웠다가 석쇠에 놓고 슬쩍 구워낸다.

이렇게 만든 더덕구이는 향기롭고 감칠맛이 나는데, 그 맛이 일품이어서 식욕을 잃었을 때 좋고 건강 측면에서 볼 때도 효과가 좋다.

향기로운 더덕술 담그는 방법

더덕술을 담그는 방법은 더덕을 3~5cm가량으로 잘게 썰어 술항아리에 담는다. 더덕 양의 세 배가량의 소주를 붓고 서늘한 곳에서 숙성시킨다. 이때 뚜껑을 비닐로 꼭 밀봉해야지 그렇지 않으면 향기가 날아가 버린다.

단술을 좋아하는 사람은 더덕 양의 3분의 1가량의 설탕을 술을 담근 지 한 달 후에 넣는다. 더덕술이 제맛이 들려면 3개월은 숙성시켜야 한다. 숙성이 끝나면 더덕을 건져내고 헝겊으로 걸러서 술병에 담는다.

엷은 황색의 술은 그 특유한 향기가 좋으며 정장·강장제로도 좋다. 특히 가래가 많고 기침이 잦은 사람은 자기 전에 마시면 효과가 크다.

파는 기침 · 감기의 해결사

건강을 지키려면 자연의 섭리대로 사는 것이 중요하다. 요즈음 섭취하는 음식물은 거의 전부 공장에서 만들어졌기 때문에 화학약품의 독소가 인체에 쌓이게 마련이다.

주부들의 사회참여가 늘면서 빠른 시간에 요리가 가능한 인스턴트식품이 많이 등장했다. 편리한 것을 택한 나머지 어린이들의 건강도 약화되어가는 경향이 있고, 심지어 소아당뇨병 등 소아 성인병이 늘어나는 추세인데 이는 참으로 심각한 문제다. 인생을 건강하게 즐기려면 자연식과 더불어 살아야 한다.

성인병은 식사에서 비롯하기에 시간이 걸리고 힘들더라도 음식은 가정에서 만들어 먹어야 한다. 자기 건강은 자신이 먼저 잘 관리해야 하며 의사나 약사에게 지나치게 의존하는 것은 삼가야 한다. 젊은 사람이 얼굴에 핏기가 없고 피부가 거칠며 병색이 도는 것은 약을 너무 과다하게 섭취한 탓이다. 약물의 독으로 혈액이 산성화되었기 때문이다.

자연식 중에서 빼놓을 수 없는 것이 파다. 백년해로의 표현을 파뿌리에 비유하는 것은 파의 밑뿌리 부분에 수염뿌리가 많아 백발과 비슷해서 생긴 말일 것이다. 확실한 것은 파를 잘 먹으면 검은 머리 파뿌리 될 때까지 해로할 확률이 높다는 것이다.

파는 중국이 원산지로 동양에만 있고 서양에는 없는데, 중국에서는 약 3,000년 전부터 재배했으며 우리나라는 중국을 거쳐 고려시대 이전에 들어온 것으로 추측한다.

파는 백합과에 속하는 여러해살이식물로 겨울철에도 자란다. 사철 생명력이 있어 어느 때고 재배가 가능하며 언제 어디서나 손쉽게 구할 수 있다.

음식으로서 파

파는 냄새가 쉽게 날아가므로 다지거나 썰어서 놓아두지 말아야 하며, 끓이면 매운맛과 향기가 없어지므로 음식을 다 끓인 다음에 넣는 것이 좋다.

파를 재료로 한 음식물은 매우 많다. 파를 요리할 때 대개 뜨거운 물에 데쳐서 만드는데 이 점은 개선되어야 한다고 생각한다. 다른 채소와 마찬가지로 끓는 물에 데치면 영양분이 거의 없어진다. 아직도 많은 주부가 습관적으로 채소를 데쳐서 요리하는데 이보다는 채소를 물에 깨끗이 씻은 후 프라이팬에 물을 붓지 말고 데치는 방법을 택하는 편이 좋을 듯하다.

왜냐하면 영양 손실을 줄일 수 있고 프라이팬에 데치는 것이 물에 데쳐내는 것보다 시간이 10분의 1밖에 걸리지 않기 때문이다. 즉 연료가 절약되고 영양분 손실이 적으며 맛이 좋다는 것이다.

파는 우리 식생활에 깊게 뿌리박혀 있을 뿐만 아니라 영양 가치에서도 높이 평가되고 있다. 성분을 보면 칼슘, 인, 철분, 유황 등이 많고 비타민이 많이 함유되어 있는 것이 특색이다. 녹색 부분에는 비타민 A와 C가 많이 들어 있다.

음식의 영양가를 높여주고 맛을 좋게 하는 파는 약리작용이 있으나 일반 채소가 알칼리성인 데 반해 유황이 많아 산성 식품에 속한다.

약재로서 파

파는 조미료로도 매우 중요하지만 약으로도 많이 사용된다. 약으로 사용할 때는 주로 파의 밑줄기 흰 부분을 쓰는데 한약에서 많이 사용하는 약 중 하나다. 한의학에서는 '총백(蔥白)'이라고 한다.

파의 성질은 따뜻하고 맛은 맵다. 따라서 몸을 따뜻하게 하여 추운 것을 없애주고 답답한 것을 맑게 해준다. 땀이 잘 나게 하고 해독작용이 있으며 태아를 안정시킨다. 류머티즘, 신경통, 대하증, 고환염, 불면증, 저혈압 등에도 효과가 있다.

또한 휘발성 즙이 함유되어 있어 소화액 분비를 촉진한다. 여러 가지 병원균에 대한 억제작용을 나타내며 트리코모나스균을 죽인다는 자료들도 있다.

최근에는 파에서 일종의 성분을 추출하여 혈관을 연화하는 데 쓰고 있다. 혈관을 연화한다는 것은 혈관질환으로 오는 고혈압, 동맥경화증, 중풍 등에도 유효하다는 것을 의미한다.

또한 파는 감기 초기, 두통, 코가 막힐 때, 눈과 얼굴이 부을 때, 소변이 잘 나오지 않을 때, 유선염, 토하면서 설사할 때, 하복통, 부스럼 등에도 쓰인다.

파를 이용한 치료법

감기에 걸리면 파의 흰 부분을 잘게 썰어 열탕에 넣었다가 잠자기 전에 마시면 효과가 좋다. 독감으로 두통, 오한에 전신이 쑤시고 땀이 나지 않을 때 파 7뿌리를 뿌리째 담고 생강 75g을 잘게 썰어서 물 두 사발을 붓고 함께 푹 달여서 한 사발이 되면 이것을 한번에 마시고 땀을 낸다. 그래도 낫지 않으면 다시 같은 방법으로 3~5차례 복용하면 낫는다.

기침이 심할 때는 파 흰 줄기를 잘게 썰어서 헝겊에 싸 콧구멍에 다 대고 호흡을 하면 기침이 멎는다.

신경쇠약으로 잠이 안 오거나 흥분이 가라앉지 않을 때는 파를 고아 마시든지 생파를 된장에 찍어 먹으면 효과가 좋다.

허리를 삐거나 신경통, 디스크인 경우 소금 반 되에 파뿌리 7개를 넣고 불에 달구어 찧은 것을 아픈 허리 부위에 붙여준다. 그리고 소금주머니를 수건이나 두꺼운 헝겊으로 싸는 것이 좋다. 열기가 식지 않도록 하기 위해서다.

만성 이질에는 파 7뿌리를 잘게 썰어서 쌀과 함께 죽을 쑤어 매시간 한 그릇씩 복용한다.

치질에는 파 3~4뿌리를 끓이면서 뜨거운 김을 쏘이고 적당히 식은 물로 씻어준다. 하루 3회 이상 실천하면 효과를 크게 볼 수 있다. 게와 꿀을 같이 먹어서는 안 되듯이 파와 꿀은 서로 금기식품으로 되어 있으니 주의해야 한다.

녹용으로
기억력과 집중력을 높인다

사슴은 머리부터 꼬리까지 어느 것 하나 버릴 것이 없다. 그중에서 뿔은 물론이고 피와 생식기를 많이 선호하는 편이다.

요즘은 우리나라에서도 사슴을 사육하는 일이 많은데 녹혈(鹿血, 사슴피)이 몸에 좋다 하여 사슴농장을 찾는 사람들이 많다. 일반적으로 녹혈은 기운이 없을 때, 허리가 자주 아플 때, 심장이 두근거리고 불면증, 토혈, 부인대하증일 때 사용한다.

한의학에서 귀중하게 사용하는 녹용은 주로 꽃사슴이라 불리는 매화록(梅花鹿)과 마록(馬鹿)이라는 사슴의 뿔이다.

한약으로서 인삼, 녹용은 어린이, 어른 할 것 없이 고급 보약으로 알고 있다.

이 두 가지 중 녹용이 더 비싸고 좋은 보약이라고 알고 있으며

녹용보약 한 번 못 먹어 평생 한이 된다
는 사람도 없지 않다. 더구나 엄마들
은 자기 아이에게 녹용보약을 못
먹이면 엄마 구실을 못 하는 것
처럼 생각하는 이들도 있다. 이와
같은 엄마들은 녹용보약을 지으러 와
서 "어린애들에게 녹용을 먹이면 머리
가 나빠진다지요"라는 말을 한다.

녹용을 먹으면 머리가 나빠진다?

  과연 녹용을 많이 먹으면 머리가 나빠지는지, 바보가 되는지를
검토해보겠는데 먼저 이러한 말이 어디서 어떻게 유래했는지 알아
보겠다. 조선시대에는 일반 서민이 녹용을 먹으면 처벌을 받을 만
큼 서민들은 먹어볼 생각조차 하지 못했고 그 당시 생산되는 녹용
은 모두 궁궐로 상납하게 마련이었다.

  이 상납한 녹용을 중요 창고에 보관해두었는데, 왕의 후궁들이
자기가 낳은 아이들에게 녹용을 먹이려고 갖은 수단방법을 다 썼
다. 이에 재능 높은 전의(典醫)가 "녹용을 지나치게 먹이면 바보가
된다"라는 경고문을 써서 붙인 것이 와전되어 내려온 것이다.

  또 해방 후 녹용이 쏟아져 나오자 돈 있는 사람들은 부대로 사들

여 먹였다. 그중 돈 없는 시어머니가 이웃집 며느리가 아이 녹용보약 지으러 간다고 들먹거리자 자기 며느리에게 위로하는 말로 "애야, 녹용보약 못 먹인다고 안타깝게 생각하지 마라. 예부터 애들에게 녹용을 많이 먹이면 바보가 된다는 말이 있단다"라고 한 것이 전변된 것이다.

해방 후 지금까지 녹용을 먹은 아이들은 셀 수 없이 많지만 녹용을 많이 먹고 바보가 되었다는 기사나 뉴스를 들어본 적이 없다. 오히려 요즘 녹용에 대한 연구 논문들을 보면 뇌세포를 활성화하여 뇌의 기능을 좋게 하고 기억력과 집중력을 길러주는 데 효과가 뛰어난 것으로 보고되었다.

사슴은 수놈보다 암놈이 많은데 수놈은 밤에는 잘 자지 않고 암놈을 여럿 거느리면서 지낸다. 수사슴은 3월부터 머리에 뿔이 솟아나기 시작하여 8월에 무르익어 절정에 달하며, 그때를 지나면 말랑말랑하게 연하던 뿔도 점차 굳어져 뼈처럼 딱딱해진다.

사슴은 뿔이 딱딱하게 굳기 시작하면서부터 아래로 신두(腎頭, 녹신, 사슴의 생식기)가 크게 나오는데, 12월에서 1월이 되면 신두 크기가 절정에 달해 얼핏 보기에 팔뚝만 한 것이 나와 정액수가 뚝뚝 흐르는 것을 볼 수 있다.

이 신두는 3월 초부터 축소되는데, 그 대신 머리에서 뿔이 돋아나오기 시작하여 8월에 절정에 이르러 피가 충만한 것처럼 보인다. 이때 전용 톱으로 뿔을 베어 바람이 잘 통하고 그늘진 곳에서 말린 것이 바로 녹용이다.

녹용은 효능이 이루 헤아릴 수 없이 많지만 요약해보면 다음과 같다.

- 인체의 장기활동을 왕성하게 한다.
- 면역기능을 높여준다.
- 조혈작용이 강하다.
- 근육과 골격의 힘을 증강시킨다.
- 성 호르몬의 분비를 증강시킨다.
- 뇌세포의 활성화를 돕는다.

임상실험 결과 녹용은 장기의 활동을 왕성하게 하여 피로를 없애주고 잠을 잘 자게 하며 식욕을 돋운다. 뇌와 간, 신장의 산소대사를 촉진해주고 심장근육의 수축력을 높여준다.

녹용은 면역기능을 높여 몸이 허약해서 일어나는 여러 가지 질환을 예방한다. 조혈작용으로 빈혈이나 산후출혈, 외상출혈 등 혈소판 감소증, 백혈구 감소증 등에 현저한 반응을 일으킨다.

또한 근골을 강하게 하는 작용이 있어 허리와 무릎을 치료하고 골다공증에도 효과가 좋다. 성 호르몬의 분비를 촉진하여 정력을 강하게 하며 여성의 배란 작용을 활발하게 한다.

녹용은 어린아이의 세포 분화를 촉진해 발육과 성장에 크게 관여하고 머리도 좋게 하며 기억력을 증진한다.

몸이 허약하고 밥을 잘 먹지 않으며 편식할 경우

인삼·백출·백복령·감초·숙지황·당귀천궁·백작약·사인·녹용 각 1돈, 생강 3쪽, 대추 2개 이상을 물에 달여 1첩을 오전 오후 두 번 나누어 먹인다. 5~8첩을 먹이면 밥을 잘 먹게 되며 몸도 좋아진다. 물론 머리도 좋아진다.

설사를 오래하여 여러 가지 치료를 해도 효과를 못 본 경우

백작약 2돈, 당귀·후박·진피·산사·황연 각 1돈, 황금·계피·빈랑·목향·감초 각 8푼, 녹용 1돈 이상을 물에 달여 1첩을 3~4시간 사이를 두고 두세 번에 나눠 먹이는데 3첩이면 신통하게 낫는다.

기침이 오래 낫지 않은 경우

마황·백작약·반하·행인·방풍·상백피·오미자 각 1돈, 건강·세신·계지·건지황·감초 각 8푼, 녹용 1돈에 설탕을 찻숟가락으로 한 숟가락 넣고 달여서 커피잔 한 잔 정도를 2~3시간 사이를 두고 하루 3~4회 나누어 먹인다. 3~4첩이면 완치된다.

은행잎으로
뇌의 혈액순환을 개선한다

은행은 원산지인 중국을 비롯해 우리나
라와 일본 등지에 주로 분포되어 있
다. 잎이 부채꼴 모양이고 오리발
같기도 하여 '압각수(鴨脚樹)'라고도
하며, 열매를 맺기까지 수십 년이 걸리
기 때문에 할아버지가 심으면 손자가 열매를
먹는다 하여 '공손수(公孫樹)'라고도 한다.

은행나무는 암수가 따로 있으며 5월에 꽃이 피고 10월에 열매가
익는다. 남녀 간의 다정함을 표현하기 위하여 "은행나무도 마주 보
아야 열매가 연다"라는 말이 있다.

오래된 산사에서 수백 년 묵은 큰 은행나무를 흔히 볼 수 있다. 수
명인 긴 은행나무는 오래 건강하게 살 수 있게 하는 건강식품이자
여러 성인병을 치료하는 약품으로 여겨져왔다. 따라서 은행나무는

예부터 관상용이나 식용 또는 약용으로 사용하기 위해 심어왔다.

은행잎의 효능·효과

은행잎에서 진액을 뽑아내 임상실험을 했더니 뇌혈관 개선의 약효가 뛰어났다는 결과가 보고되어 주목을 끌고 있다. 은행잎에 함유되어 있는 성분으로는 진코라이드(Ginkgolide) A·B·C·M·J, 비로바라이드(Bilobalide), 진놀(Ginnol), 프라보놀(Prabonol) 등을 들 수 있는데, 이러한 성분이 말초동맥을 확장하여 혈류를 좋게 한다. 따라서 뇌의 혈액순환을 향상시키고 산소나 영양공급을 증가시켜 치매가 개선된다.

심근경색은 혈관이 막혀서 오는 통증이 무척 심한데, 은행잎 진액이 말초혈관을 확장해주므로 이러한 통증을 완화하고 질병 또한 개선해준다. 심근경색, 협심증 등 순환기 질환과 치매의 예방과 치료에는 은행잎의 장기 복용에 따른 효과를 기대해야 한다.

은행잎은 하루에 5~9g을 달여 마신다. 은행잎 중에서도 한국산 은행잎의 효과가 세계에서 가장 우수한 것으로 나타났다.

은행잎에 함유되어 있는 성분 중에서 프라보놀은 관상동맥의 혈관을 확장해주는 작용이 강하다. 또 흰쥐에 실험한 결과 뒷다리 혈관을 확장해주는 효과가 인정되었다.

혈압이나 호흡에는 아무런 작용도 볼 수 없었으나 용량을 100배

이상으로 투여했더니 혈압강하 작용과 함께 심장·호흡에 영향을 미쳤다.

임상실험에서 은행잎을 달여서 먹거나 정맥 주사했을 때 대뇌의 혈관 내에서 혈액이 흐르는 속도가 빨라져 뇌에 영양을 신속하게 공급하게 만든다는 것이 밝혀졌다. 따라서 뇌혈관 전색증, 즉 뇌졸중(중풍)으로 반신불수가 되거나 근육의 마비감, 감각둔화증, 언어장애에 은행잎을 투여하면 이러한 제반 증상이 경감된다.

뇌혈관 개선제로 많이 쓰이는 은행잎

최근에는 은행잎에서 추출한 성분을 제약화하여 뇌혈관 개선제로 많은 양의 제품이 생산되어 쓰이면서 큰 효과를 보고 있다. 1970년 독일에서 은행잎 진액이 특허를 얻었고, 뇌혈관과 말초혈관의 혈액순환을 개선하는 의약품으로 개발·판매되었다.

은행잎은 장(腸)의 경련을 풀어주는 작용도 하는데, 이 작용은 마치 양귀비를 사용했을 때와 유사한 반응을 일으키며 비교적 오랫동안 효과가 나타난다.

은행잎은 혈관 내에 기름이 많이 끼는 고지혈증에도 수치를 정상으로 지켜주며, 인지질이 상승되어 있는 것을 개선하기도 한다. 또 실험관 안에서 녹농간균, 황색포도상구균, 이질균의 발육을 억제하는 작용이 있는 것으로 보고되었다.

중국 임상실험에서 관상동맥경화성 심장병 환자에게 은행잎 진액을 투여한 결과 초보적인 단계에서 심장의 통증이 가라앉는 것을 볼 수 있었다.

　대개 3~10일 정도면 효과가 나타나기 시작하여 최고 20일에서 40일 이내에 탁월한 효과가 보인다. 그러나 혈압을 내리는 데 은행잎만으로는 효과가 크지 못하므로 다른 약물과 배합하는 것이 좋다.

　또 다른 연구 결과에서는 심장에 통증(심교통)이 있는 환자들을 대상으로 1일 3회씩 은행잎을 복용시켰더니 복용한 지 8주 후 78%에게 유효한 반응이 나타났으며, 그중 11.7%는 현저한 반응을 나타냈고 특히 2~5주 사이에 효능을 보였다. 치료 전 심전도에서는 절반 정도의 환자가 관상동맥에 혈액부족 현상을 보였는데 9주 경과 후 소견을 보면 증상이 개선되었음을 알 수 있었다.

　은행잎의 하루 용량은 5~12g을 달여서 마시거나 가루로 만들어 복용할 수도 있다. 부작용은 거의 없지만 소수의 환자에게는 식욕감퇴, 메스꺼움, 복창만, 두통, 현운, 귀에서 소리가 나거나 코가 막히는 증상 등이 나타나기도 하나 곧 소실된다.

　은행잎을 넣은 처방 중에서 은천홍편(銀川紅片)은 은행잎 9g, 천궁 15g, 홍화 15g을 당의정으로 만들어 1일 3회 복용하는데 그 효능은 다음과 같다.

　첫째, 혈류를 증대시키고 뇌동맥경색이나 대뇌의 혈류장애를 개선하며 노인의 치매증상에 유효하다.

둘째, 관상동맥을 확장하여 협심통을 완화한다.

셋째, 혈중 콜레스테롤을 저하시킨다.

넷째, 노인들의 현상으로 나타나는 기억력 장애와 동작완만증 등에 개선 효과가 있다.

경희대학교 본초학교실에서 은행잎을 실험해본 결과 중풍환자에게 새로운 혈관을 형성하는 놀라운 효과가 있었고, 공부하는 수험생에게 총명탕이나 귀비탕에 은행잎을 첨가하니 효과가 뛰어났다.

일본에서도 은행잎 임상실험에서 대퇴부 혈관장애(정맥류), 기억력 감퇴, 모세혈관 확장작용에 효과가 있다고 밝혀졌다.

은행 열매

은행 열매는 굽거나 익히면 독성이 줄고 독특한 감칠맛이 나기 때문에 날것으로 먹지 않는다. 은행은 결핵균의 성장을 억제하는 효과가 있어 폐결핵 환자에게 좋다. 또한 만성 기침, 기관지 확장증에도 효과가 있고, 밤에 오줌을 싸는 아이들은 잠들기 3~4시간 전에 5~6개를 먹으면 가벼운 증세는 며칠 안에 완치된다.

어린이는 한번에 20~40개, 어른은 100~200개 이상 복용하는 것은 금물이다. 그 이상 먹으면 열이 나고 토하며 호흡이 어려워진다는 보고가 있다.

굴로 간장을 지키자

한의학적으로 봄철과 관련된 장기는 간장이다. 간장은 바람의 성질과 나무의 기운을 가진 까닭에 봄이 되면 영양분 공급이 가장 필요하며 피로를 쉽게 느끼고 간질환이 발병하기도 쉽다.

한의학에서는 단순히 간장 자체만 말하는 것이 아니라 간과 연관된 기능을 하는 근육과 관절, 담낭(膽囊, 쓸개), 눈 및 정신적으로는 노(怒, 화냄), 맛으로는 신맛, 색으로는 청색과도 연관을 지으므로 이와 같은 유기능 체계에 이상이 오는 것을 간질환으로 본다.

간질환의 자각증상

만성 간염 등 간질환의 자각증상을 살펴보면 다음과 같다.

• 근육(筋肉): 피로를 쉽게 느끼고 나른하다.
• 청색(靑色): 얼굴색이 청흑색으로 변한다.

208

- 눈[目]: 눈의 흰자위가 노랗게 되고 시력이 떨어진다.
- 담낭에서 담즙 분비 장애: 전과 달리 식욕이 떨어지고 아랫배에 가스가 찬다.
- 때때로 구토를 느낀다. 심하면 잇몸에서 피가 나고 피를 토하게 된다.
- 가슴에는 거미상의 혈관종: 가슴과 손바닥에 붉은 반점이 생긴다.
- 소변이 진하게 되며 단백뇨가 따른다.
- 때때로 미열과 오한이 난다.
- 입이 잘 말라붙고 혀는 거칠어지기 쉬우며 혓바닥이 빨갛게 된다.

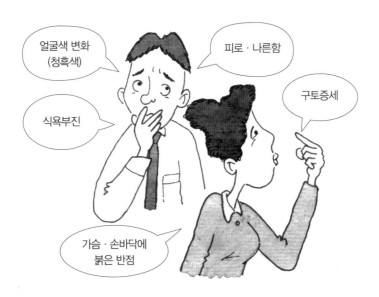

- 복부의 간장부위가 딱딱해지기도 한다.
- 화를 잘 낸다.
- 증상이 심해지면 오른쪽 늑골 아래가 아프고 아랫배가 당기기
  도 하며, 소변이 시원하지 못하고 사지관절이 불편해진다. 사람
  이 자기를 잡으러 오는 것과 같은 공포감을 느끼기도 한다.

간경화가 진행될 때의 증상

간질환의 가장 마지막 단계이고 거의 치료가 어려우며 간암만큼
이나 생명을 위협하는 간경화는 간의 조직이 거칠어지고 딱딱하게
굳어가는 것이다. 간경변이라고도 한다.

간경화가 진행될 때의 증상을 살펴보면 다음과 같다.

- 남성의 경우 여성같이 유방이 커지며 만져보면 응어리가 있
  고 약간의 통증을 수반한다. 유방이 커짐과 동시에 수염, 흉모
  가 엷어지고 액모(腋毛)나 음모(陰毛)가 거의 없어지기도 한다.
- 복강 내에 물이 찬다. 복수는 갑자기 차는 것이 아니고 대부분
  서서히 차오르기 때문에 처음에는 느끼지 못한다. 따라서 상반
  신은 탈수상태가 되고 여위며 피부는 건조해진다.
- 복벽정맥의 팽창으로 복벽에 푸른 줄기가 형성된다.

한의학에서 간 치료제

중국 후한 때 장중경 선생의 《상한론(傷寒論)》이란 책에 있는 소시호탕(小柴胡湯)이 그 효시이지만 오늘날에는 많은 치료처방이 나와 있고 더욱 연구·개발되고 있다. 특히 평간탕이나 청간건비탕(淸肝健脾湯) 같은 처방약은 간염에 90% 이상의 치료율을 보이고 있다.

간질환에 효과적인 한방요법

평간탕 (平肝湯)	인진·창출·갈근·진교 각 2돈, 황금·후박·진피·반하·산사·맥아·마황·오매·목통·방풍·감초 각 1돈. A형·B형 간염에 효과가 크다.

치료사례

치료사례는 무수히 많지만 가장 기억나는 임상경험 한 가지만 소개하겠다. 군산에서 사는 김경수 씨(47세)는 만성 B형 간염으로 수년간 고생하며 갖은 치료를 다 해보았다. 하지만 증세는 더욱 악화되어 간경화 초기 증상을 보였을 때 평간탕에 청간건비환을 투여했더니 GOT, GPT 수치가 점점 떨어져 완전히 정상수치가 되었음은 물론, 간염도 완치되어 피로를 모르는 건강한 사람으로 변신했다.

간장병에 좋은 식품

간장병에 좋은 식품으로는 잉어 쓸개, 토사자죽, 비파잎, 머위, 굴, 불수감, 호박, 부추, 미나리, 수박차, 냉이, 영지버섯, 당근, 두릅, 구기자차 등을 꼽을 수 있다. 어류는 비타민 A의 효력이 거의 없지만 잉어는 1,700IU의 압도적인 양을 갖고 있어 간에 이롭고, 특히 쓸개는 간장을 구해주는 특효약이다.

새삼의 씨를 한방에서는 '토사자'라고 하는데 간장을 튼튼하게 하여 눈을 밝게 하고 신장을 자양하여 발기부전, 조루, 빈뇨 등의 치료에 사용한다.

비파잎을 적당히 썰어서 햇볕에 말린 뒤 프라이팬에 볶아 차를 만들어 마시면 악성 간염뿐 아니라 피를 토하는 간장병에 아주 좋다.

머위의 어린 꽃대는 한방에서 '관동화'라고 하는데 독특한 쓴맛이 나며 '먹는 간장약'이라고 한다.

간기능이 파괴되어 GOT, GPT 수치가 높으면 겨울철의 굴은 아주 좋은 치료식이 된다.

불수감은 술을 과음하여 지친 간장을 달래주는 특효약이며, 산지에서는 "불수감 때문에 의사가 필요 없다"라고 할 만큼 건강을 지켜주는, 이름 그대로 부처님의 손이다.

호박은 간장병의 특효약이며 술독에도 효과가 좋다. 간경변으로 의사도 포기한 경우 호박요법으로 치유된 사례를 간혹 볼 수 있다.

부추는 간을 보하는 데에는 성약(聖藥)이며 간장병 환자는 부추 삶은 물을 마시면 마실수록 이롭다.

미나리는 모든 종류의 황달에 상당한 치료효과가 있으며 특히 야생 미나리가 좋다.

냉이는 옛날부터 인삼에 견줄 만하다고 하여 '사삼뇨'라고 한다. 간장 쇠약을 비롯한 간염, 간경화증에 냉이의 뿌리, 줄기, 잎 전부를 그늘에 말려 분말로 만들어 하루 3회 식후에 복용한다.

영지버섯은 '약중왕(藥中王)'이라고 하며 산삼에 버금간다고 해서 불로초라고도 한다. 간장병뿐만 아니라 모든 성인병에 특효이며, 장기 복용해도 부작용이 전혀 없고 건강회복에는 상당히 효과가 좋다.

두릅은 간장 보호·강화 및 항지간(抗脂肝) 작용을 하여 지방간을 치료하고 동맥경화증을 억제한다.

구기자는 간장에서 지방을 제거하고 해독작용을 하며 무엇보다 성기능을 왕성하게 한다.

간기능 개선 체조

간장질환 및 간장기능 저하로 간장에 피로가 쌓인 사람에게는 간기능 개선 체조를 권한다.

간장기능 저하는 대체로 허리가 뻣뻣해지는 것과 동시에 일어나므로 허리를 유연하고 부드럽게 회전하는 간기능 개선 체조를 하면 간장의 건강을 꾀할 수 있으며 바이러스도 접근하지 않고 자생력도 넘친다.

간기능 개선 체조는 허리를 나사처럼 돌리고, 배꼽 위에 손바닥을 대고 상복부를 압박하는 것이다. 어깨 폭으로 발을 벌리고 양 손바닥을 배꼽 위에 대고 겹친 다음 천천히 허리를 오른쪽으로 가능한 한 많이 돌린다. 그다음에 반대로 한다. 허리를 돌릴 때 마룻바닥과 평행으로 이동한다. 좌우 왕복 10회를 아침, 저녁으로 되풀이한다.

배꼽 위는 나이를 먹으면서 딱딱해지며 극도로 뻣뻣한 것은 모든 병, 특히 간장병의 조짐이다. 오랫동안 간장 체조를 계속하면 딱딱함이 풀어지는 것을 느낄 수 있다.

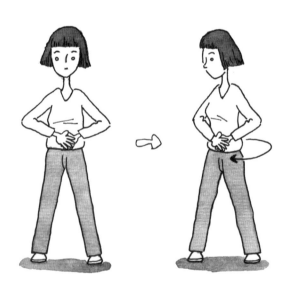

생식을 하면 무엇이 좋을까

인류 역사를 살펴보면 생식(生食)의 역사는 수억 년인 데 비해 화식(火食)의 역사는 1만 년 정도밖에 되지 않는다. 화식을 하면 가열할 때 대사과정에서 꼭 필요한 효소의 생명을 죽이고 각종 비타민, 미네랄, 엽록소 등 중요한 영양소가 파괴된 죽은 음식을 먹게 되지만 생식은 자연이 지닌 살아 있는 영양소를 그대로 흡수해 적은 양으로 필수 영양소를 고스란히 섭취할 수 있다.

익힌 음식은 소화과정에서 생기는 노폐물과 유독물질로 인해 간기능과 신장기능에 부담을 가중하지만 생식은 소화과정에서 대사효율이 훨씬 높기 때문에 노폐물이 거의 생기지 않으며 혈액과 체액이 맑아지고 간과 신장의 부담을 줄여준다.

화식은 각종 식품첨가물과 화학조미료 등으로 인체의 자연치유력을 반감시키고 저항력을 약화하지만 가공하지 않은 생식은 대사과정을 방해받지 않고 자연치유력, 저항력, 면역력을 최대한으로 높

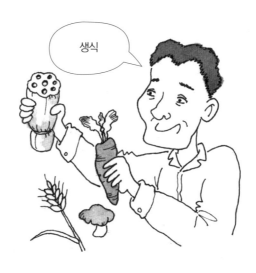

여 화식에 비해 질병 발생률을 10배나 줄여준다.

익힌 음식은 열효율이 낮아 과식하기 쉽고 따라서 비만으로 인한 심장병, 간장병, 동맥경화, 고혈압, 당뇨병 등의 성인병과 각종 암에 걸릴 확률이 훨씬 높지만 생식은 화식에 비해 에너지 효율이 6배나 높기 때문에 필요 칼로리의 3분의 1만 섭취해도 충분하므로 소식 습관이 몸에 배고 비만으로 인한 각종 질병을 예방한다.

화식의 경우 대부분 섬유질이 부족한 식사를 하게 되므로 장 속에 숙변이 차고 변비와 거친 피부로 인한 문제가 생기기 쉽지만, 생식의 경우 배아가 붙은 곡류, 채소나 해조류 등 수십 종의 식품에서 섬유질을 듬뿍 섭취해 온갖 유독물질을 흡착·배설하여 변비를 해소하고 피부를 곱게 한다.

화식은 각종 정제식품과 인스턴트식품으로 인한 문제와 농약, 중

금속, 다이옥신 등의 오염에 노출되어 있다. 또 특정 식품을 편식하거나 섭취량이 부족하여 인체가 요구하는 영양소의 균형이 깨지기가 쉽고 수십 가지 식품을 한번에 먹을 수 없다. 하지만 저공해 지역에서 유기농법으로 재배한 우리 농산물로만 제조한 생식은 환경오염으로 인한 식품오염에서 우리를 해방해주고 영양 또한 골고루 섭취할 수 있다.

생식 재료의 주요 성분과 효능

- **현미:** 살아 있는 쌀로 완전 소화가 된다. 항암물질인 베타시스테롤, 해독물질인 휘친산, 신경안정물질인 감마오리자놀을 함유하고 있다.
- **보리:** 칼슘, 철분, 비타민 B 복합체를 다량 함유하고 있으며 섬유질이 다량 함유되어 변비 증상 완화, 혈당 조절, 각기병에도 좋다. 오장을 튼튼히 하고 설사를 멎게 하는 작용도 한다.
- **수수:** 위통, 구역질, 구토에 효과가 있고 변비를 없애며 정장작용이 뛰어나다.
- **우리밀:** 우수한 칼로리원으로 단백질을 풍부하게 함유하고 있으며 소화효소가 많이 들어 있다. 배아에는 비타민 E가 풍부하다.
- **옥수수:** 주성분이 대부분 탄수화물(녹말)이고 수염은 이뇨제로 쓰이며 비타민 E를 다량 함유하고 있고 체력증강, 배변촉진, 정

장작용을 한다.

- **율무:** 자양강장 효과가 뛰어나고 해열, 이뇨, 항종양작용을 한다. 피부질환과 풍과 습을 다스린다. 위장·비장과 폐를 튼튼하게 한다.

- **대두:** 녹색 고기라 불릴 만큼 단백질을 풍부하게 함유하고 있다. 피를 응고시키는 비타민 K를 함유하고 있으며 심장병, 고혈압, 동맥경화에 효과가 우수하다.

- **흑태:** 어류의 식중독이나 알코올중독 등에 해독효과가 높다.

- **팥:** 비타민 B가 많고 신장병, 각기병, 변비, 숙취에 효과가 좋다.

- **신선초:** 조혈, 성장호르몬을 조절하는 비타민 B_{12}가 많고 강장·이뇨작용을 한다. 고혈압뿐 아니라 저혈압에도 효과가 좋다.

- **케일:** 비타민 U가 많아 위·십이지장궤양에 효과가 뛰어나며 항균작용을 하는 엽록소가 많다.

- **호박:** 비타민 A, B, C를 함유하고 있다. 부종을 없애주고 시력증진에도 효과가 좋다. 비만증과 당뇨병에 좋고 병후 회복에 효과가 있다.

- **우엉:** 섬유질이 많고 칼륨, 나트륨, 칼슘, 마그네슘 등을 함유하고 있다. 당뇨병과 신장병에 좋으며 이뇨작용을 한다.

- **연근:** 비타민 B_{12}를 함유하고 있으며 정신안정과 피로해소에 좋고, 즙은 고혈압에 효과가 뛰어나다.

- **당근:** 동물의 간과 맞먹는 비타민 A의 공급원으로 빈혈, 저혈압,

야맹증에 효과가 있으며 배변을 촉진한다.

- **미나리:** 해열, 혈압강하 작용이 있으며 황달과 설사에 효과가 아주 좋다.

- **도라지:** 주성분은 사포닌으로 기침, 가래해소에 좋고 성대를 보호해준다.

- **양파:** 심장병, 기관지염, 불면증, 천식에 효과가 있고 혈관을 깨끗하게 하여 고혈압, 동맥경화, 중풍을 예방·치료한다.

- **인진쑥:** 칼륨, 칼슘, 인, 철분, 비타민 A, C, B_1, B_2, B_6가 풍부하고 무엇보다 간염 등 간기능 개선에 효과가 탁월하다. 항균·해열작용과 항암효과가 있고 신경통과 요통에도 좋다.

- **더덕:** 혈압강하, 강장·강정작용을 하며 폐열을 없애고 진해거담작용이 있다. 만성 기관지염과 폐결핵으로 오는 기침, 가래를 없애준다. 피 속의 콜레스테롤과 지질의 함량을 줄여준다.

- **감:** 비타민 A와 C가 풍부하다. 설사에 특효이며 고혈압, 만성 기관지염에 효과가 있다.

- **매실:** 해독·살균작용을 하는 구연산을 함유하고 있다. 해열·수렴작용이 있어 지혈·구충, 갈증방지에 이용한다. 식욕을 증진해주고 위산과다나 저산증, 신경통, 류머티즘에도 효과가 있다.

- **솔잎:** 불로장수의 묘약으로 강심, 혈행개선, 정력증강, 신경안정, 말초신경 확장에 효과가 탁월하다.

- **다시마:** 칼륨, 요오드, 미네랄 등이 풍부한 알칼리성 식품으로 갑

상선 호르몬을 생산하고 혈압을 내리는 성분이 많이 함유되어 있으며 콜레스테롤 흡수를 억제한다.

- **파래:** 위·십이지장궤양에 유효하다. 시력을 향상하고 야맹증에 효과가 있다.
- **김:** 단백질, 비타민, 칼륨, 철, EPA, 타우린을 다량 함유하고 있다.
- **표고버섯:** 고혈압을 예방하고 항암효과가 있다. 면역기능을 높이고 자율신경안정과 혈압강하작용이 있으며 신장병, 담석증에 효과가 있다.

생식은 피를 맑게 하고
성인병을 예방한다

　사람의 어금니가 풀을 뜯어먹는 소나 양처럼 초식동물과 비슷하여 채소나 곡식을 먹기에 알맞게 생긴 것은 환경에 따른 진화의 결과가 아니라 처음부터 식물성 먹거리를 양식으로 받은 인간조상이 신의 섭리에 따라 그에 알맞은 치아구조를 함께 가지게 된 것으로 추리할 수 있다.

　하지만 어느 시점부터 인류의 식생활은 식물성과 동물성 식품이 함께 발전해왔다. 특히 요즈음 사람들은 무엇보다 입맛을 앞세우다보니 지나치게 가공된 식품과 인스턴트식품을 유난히 즐긴다. 특히 육류를 지나치게 좋아해 혈액 내에 피 찌꺼기가 쌓여 고혈압, 동맥경화, 뇌졸중, 간장병, 심장병, 당뇨병, 암과 같은 성인병이 급증하고 있다.

화식보다는 생식이 몸에 좋다

성인병을 잘 살펴보면 주로 인체의 생화학적 생리대사 기능에 이상이 생겨서 나타나는 병임을 알 수 있다. 현대인은 과학과 의학기술의 비약적인 발전으로 후진국형 질병이라고 할 수 있는 세균성 질병들을 사전에 예방·치료하게 됨에 따라 평균수명이 늘어났다.

그러나 나날이 심각해지고 있는 성인병을 식원병(食源病, 잘못된 식생활이 성인병을 유발함)이라고 일컬을 수 있듯이 이처럼 생리대사에 이상이 생겨 일어나는 병에는 매일 섭취하는 식품이 중대한 역할을 한다.

채소식 붐이 일어나는 요즘 현대의학에서도 건강증진과 질병치료를 목적으로 한 식생활로서 곡류와 채소의 충분한 섭취에 대한 중요성이 재인식되고 있다. 섭취방법은 채소를 날것으로 먹을 때 자연 그대로의 생명력이 있고 영양 손실도 최소화할 수 있기 때문에 많은 전문가가 생채소식을 권장한다.

하지만 불에 익힌 음식인 화식(火食)을 전혀 먹지 않고 생채소를 매일 먹는 식이요법은 웬만한 의지력을 가지고는 장기간 계속하기 어렵다. 이에 생식을 연구하는 학자들의 끊임없는 노력으로 누구나 쉽게 할 수 있고 생채소를 날것으로 섭취하는 데 비해 효과도 별로 뒤지지 않는 방법을 개발했다.

체질에 상관없이 먹을 수 있는 생식

현대의학을 전공하고 자연의학에 몰두한 고다 마츠오 박사는 자신의 생체실험을 통한 실제적 기초를 바탕으로 이를 임상에 응용하여 자신이 개발한 생채식 요법을 많은 환자에게 실시해 괄목할 만한 성과를 얻었다고 보고했다. 즉 생채소에 생현미 가루를 같이 먹으며 식염을 하루에 10g 섭취하는 실행이 비교적 쉬운 방법이다. 이 생채식은 한 끼에 생채소 500g, 생현미 가루 70g, 식염 5g을 먹는다. 영양적인 측면으로 봐서는 기초대사에 훨씬 못 미치는 저칼로리 저단백질 식사라고 할 수 있다.

이러한 식사를 계속하면 영양실조로 견디기 어려울 거라고 생각하기 쉽다. 하지만 생채식을 처음 실행하면 체중이 줄고 다소 탈력감이 생기지만 4개월 정도 계속하면 체중감소가 없어지고 이후 체중이 다시 늘게 된다고 보고했다.

최근에 와서는 순간동결 건조법이라는 첨단공법의 발전으로 생채소를 -25℃~-35℃의 온도로 동결한 뒤 진공로에서 동결된 수분을 승화해 건조한 다음 미세하게 분말로 만든 1회용 생식제품이 개발되어 누구나 쉽게 생식요법을 실시할 수 있게 되었다. 냉동건조 분말화한 생식제품은 수십 가지 채소와 곡류, 해조류를 재료로 사용한 것이다.

음양의 조화로 봐서는 음성 체질에는 양성식품을, 양성 체질에는 음성식품을 섭생하게 하여 체질을 중화하는 것이 전통의학의 원리이지만 생식방법에서는 체질별 섭생법에 지나치게 집착할 필요가 없다.

생채식에서는 대부분 다섯 가지 이상의 뿌리와 잎채소를 골고루 섞어 먹게 하고 곡물도 오곡가루를 섭취하도록 한다. 다섯 가지 이상을 섞으면 음양이 중화되어 모든 체질에 이로운 음식이 되기 때문이다. 수십 가지 식품을 골고루 섞어 중화한 생식제품은 어떤 체질이든 생식요법의 효과를 체험하는 데 더할 나위 없이 간편하고 효과적이다.

생채식의 놀라운 효과

서양 사람들의 문물과 먹거리가 무분별하게 수입되어 온갖 성인병을 양산하는 현실에서 생명력을 높이는 생채식의 놀라운 효과는 생식 동호인들의 체험담으로 임상적으로 확증되고 있다. 온갖 공해에 찌든 현시대에 자기 건강을 지키기 위해서는 스스로 생명력을 높이는 길밖에 없을 것이다.

생명력을 높이려면 식약동원의 원리에 입각해 무엇을 어떻게 먹느냐에 따라 어떤 사람이 되느냐가 달려 있음을 인식하고 자연과 하나가 될 수 있는 식습관을 선택하는 것이 더 나은 건강을 유지하는 한 가지 비결이 될 것이다.

생식 재료는 대개 현미, 율무, 케일, 보리, 녹두, 솔잎, 호박, 콩, 흑태, 당근, 구기자, 차조, 적두, 우엉, 매실, 수수, 인진쑥, 연근, 우리밀, 신선초, 도라지, 다시마, 뽕잎, 더덕, 김, 메밀, 감잎, 칡, 파래, 표고버섯, 홍화씨, 양파, 은행, 살구 등으로 구성된다.

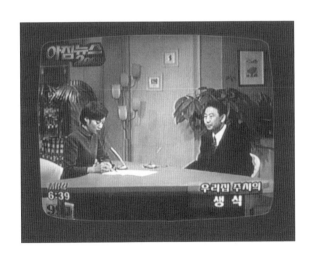

생식으로 늙지 않고 오래 산다

변비로 생기는 숙변(熟便)은 성인병의 근원이다. 변비로 인해 장 내에 숙변이 쌓이면 피가 탁해져 피 찌꺼기가 혈관 내를 돌게 된다. 이 피 찌꺼기 때문에 혈관이 녹슬고 노화가 빨리 와 성인병, 그 중에서도 혈관질환인 고혈압, 동맥경화, 뇌졸중(중풍)이 찾아온다.

채소에 많이 들어 있는 섬유질은 숙변을 배출해준다. 섬유소가 인체에 들어가 장에 흡수되면 통변을 원활하게 하여 숙변을 배출해주고 변비를 없애준다. 또 섬유소가 장 내에서 발암물질을 흡수해 몸 밖으로 배설하는 역할을 한다는 보고가 있어 섬유질이 암을 억제하는 효과가 있음이 입증되었다.

섬유소는 당질의 흡수속도를 늦추기 때문에 혈관 내의 당 수치 상승을 억제해 당뇨병에도 효과가 뛰어나다는 사실이 밝혀졌다. 섬유소는 콜레스테롤 흡수도 억제하기 때문에 콜레스테롤이 많이 함유된 음식을 먹더라도 섬유질이 많은 채소와 함께 먹는다면 혈중 콜레스테롤 수치가 증가하지 않는다는 실험 결과도 있다. 식물성 섬유질이 위궤양, 식도궤양이나 십이지장궤양의 치료와 예방에 효과가 좋다는 연구보고도 있다.

최근 의학계에서 활성산소에 대한 연구성과가 활발히 보고되고 있다. 활성산소란 슈퍼옥사이드나 히드로 킹라지칼, 과산화수소, 일중항산소(一重項酸素) 등 불대전자(不對電子)를 가진 원자 또는 원자단이다. 우리가 인체에 받아들이는 산소의 5%가 활성산소가 되는데 이것이 인체 내에서 유전자나 세포막을 손상시켜 노화를 촉진하고 지방질을 산화하며 발암물질 생성을 촉진한다. 따라서 활성산소는 노화를 비롯해 노인치매, 동맥경화, 암 등의 원인이 된다.

체내에서 활성산소를 발생하는 음식을 먹지 않도록 해야 하며, 항산화작용을 하는 음식을 섭취해야 한다. 산화작용을 억제하는 효과가 있는 것이 바로 채소를 비롯한 산야초, 해조류, 과일, 버섯류 등이다.

채소에 들어 있는 각종 미네랄은 인체의 건강유지에 필수적인 요소다. 미네랄은 탄수화물, 지방, 단백질의 체내 소화과정에 작용하므로 미네랄이 없으면 3대 기초양양소의 체내흡수와 활성화가 불가능하게 된다. 미네랄은 골격을 유지해주고 혈액과 각종 체액 생산에 관여하여 혈압을 조절하며 체액을 중성으로 만들어줄 뿐 아니라 신경계 조화를 꾀하는 등 각종 조절작용을 통하여 건강을 유지하게 한다. 따라서 미네랄이 많이 함유되어 있는 생선은 질병을 치료·예방해준다.

좋은 예로 야생동물 중에도 육식동물은 질병이 많고 단명하는데 비해 초식동물은 질병에 잘 걸리지 않고 오래 사는 것을 흔히 볼 수 있다.

체액은 항상 중성을 유지해야 한다

체액이 산성으로 치우치거나 알칼리성으로 치우치게 되면 각종 질병에 걸리게 된다. 체액이 산성으로 치우치게 되면 고혈압, 동맥경화, 뇌졸중, 심장병, 당뇨병 등에 걸리기 쉽고, 체액이 알칼리성으로 치우치면 암이나 천식 등의 질병에 걸리기 쉽다. 따라서 건강하게 사는 비결 중 하나가 체액을 중성으로 유지하는 것이다.

원래 인간은 태어날 때 모두 중성체질이었으나 잘못된 식생활로 체질이 산성이나 알칼리성으로 바뀌는 것이다. 자연 그대로의 생식을 오래하면 본래 하늘로부터 물려받은 중성체질로 전환될 수 있다.

생식을 하면 인체의 독소가 배설되고 혈액순환이 촉진되어 피부가 고와지며 탄력이 생긴다. 체내에 지방이 쌓이지 않아 비만이 되지 않고 나이가 들어도 아름다움을 잃지 않는다. 생식을 오래하면 흰 머리도 검은 머리로 바뀔 뿐 아니라 주근깨, 기미, 검버섯 등도 없어지고 탈모증도 치료될 수 있다.

생식을 하면 체내에 노폐물이 쌓이지 않을 뿐 아니라 과거에 쌓였던 노폐물도 배설해주고 장도 깨끗하게 해준다. 장이 깨끗해지면 머리가 맑아지고 집중력이 강해져 수험생들의 학업성취도가 높아진다.

먹는 것에 따라 사람의 인성이 결정되는데, 야생동물을 보면 잘 이해할 수 있다. 야생동물은 육식동물과 초식동물로 구분되는데 육식동물은 대부분 포악하고 공격적이나 초식동물은 온순하고 부드럽다.

마찬가지로 육류를 주로 섭취하는 서양인은 성질이 급하고 공격적이어서 그들 역사를 보면 전쟁과 침략이 많다. 그러나 채식을 주

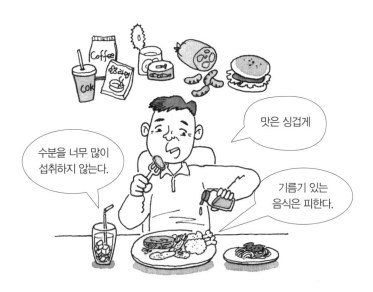

로 하는 동양인은 성질이 온순하고 조용하며 부드럽다.

주위 사람들을 관찰해보아도 육류를 좋아하는 사람은 일반적으로 성질이 급하고 공격적인 반면 채소를 좋아하는 사람은 온순하고 차분한 경향이 있음을 알 수 있다. 마찬가지로 요즘 젊은 사람들이나 어린이들이 성질이 급하고 참을성이 부족하며 공격적인 성향도 육류의 과량 섭취와 더불어 가공식품, 인스턴트식품 등의 잘못된 식생활에서 비롯한 것이다.

세계적인 건강 장수촌에서도 생식을

생식을 하면 노화된 세포가 탈락하고 새로운 세포의 발육이 촉진되어 인체가 젊어지며, 세포의 노화를 방지해 장수할 수 있다. 세계 3대 건강 장수촌은 구소련 캅카스산맥의 그루지야·아브하지야 지방, 파키스탄의 훈자 지방, 에콰도르의 안데스산맥에 있는 빌카밤바 지방을 들 수 있는데, 이들은 공통점이 있다. 깨끗한 공기, 맑은 물 이외에 먹는 음식에 그 요인이 있다. 그들은 정제하지 않은 곡식으로 만든 빵과 죽, 과일, 생채소를 주식으로 먹는다.

음양 측면에서 볼 때 채소는 음에 속하고 곡식은 양에 속하며, 채소는 찬 성질이고 곡식은 대체로 따뜻한 성질을 가지고 있다. 생식을 할 때 오곡가루와 채소를 같이 배합하는 것은 곡식과 채소의 음과 양의 조화를 맞추기 위해서다.

곡식도 더 깊이 들어가 세분하면 찬 성질의 것과 따뜻한 성질의 것이 있으며 채소도 마찬가지다. 예를 들어 쌀은 따뜻한 성질이고 보리는 차가운 성질이다. 채소도 잎은 찬 성질이고 뿌리는 따뜻한 성질이다. 따라서 곡식도 다섯 가지 이상 골고루 섞어야 하고 채소도 뿌리, 잎을 혼합하여 다섯 가지 이상 골고루 섞어 먹을 때 비로소 생식의 효과를 볼 수 있다.

그러므로 채소와 곡식 등 생식에 들어가는 재료를 음양에 따라, 각자 성질에 따라 배합해야 하며 양도 전문가의 처방에 따라 엄격하게 조절해 중화되도록 해야 한다.

생식은 약물중독을 없애고
정력을 증진한다

시대가 과학화되면서 음식 대부분이 입맛을 맞추고 편리함만 추구할 뿐 건강에는 거의 무관심하여 급기야는 국민이 병약자가 되어가고 있다. 그로써 몸에 활력이 없어지고 저항력이 떨어지는 것을 오로지 약물로 보충하고 치료하려 드니 약물중독자가 부쩍 늘고 있다. 약물의 독이 몸에 쌓이면 체질이 산성 체질보다 무서운 독성화(毒性化)가 된다. 이러한 경우 자연식의 하나인 생즙요법(生汁療法)을 권한다.

여름과 겨울에는 특히 생식

여름철이 되면 땀을 많이 흘려 스태미나가 떨어져서 몸이 나른하고 불면증이 생기기 쉽다. 또 위나 장의 기능이 떨어지고 심하면 위궤양으로 고생하게 된다.

여름철에는 고온다습하여 불쾌지수가 높아지면서 짜증이 나고 스트레스가 누적되기 때문에 몸속 장기에서 나오는 분비물이 적어져 복통, 두통이 많아진다. 잘못되면 일사병이나 열사병, 식중독 같은 반갑지 않은 불청객이 찾아와 건강을 위협하는 지루한 계절이다. 무더운 여름철에 생즙요법을 꾸준히 하면 여름철 많이 발생하는 이러한 질환은 물론 기력도 회복된다.

기온이 낮아지면 혈관이 수축되고 근육이나 자율신경의 활동이 움츠러드는 것은 어쩔 수 없는 현상이다. 따라서 겨울은 사계절 중 사람이 제일 늙는 계절이기도 하다. 세포의 위축과 수분감소가 따르고 색소과립의 축적과 침착이 높아지며 칼슘 침착이 일어나 피부에 윤기가 없어진다. 그래서 혈관벽이 변성 내지는 파괴되고 콘드로이틴황산이 결핍되게 된다. 이를 흔히 알 수 있는 것은 겨울철이면 동맥경화 증상이 더욱 악화된다는 사실이다.

이때 생즙요법을 이용하면 예방도 되고 치료 효과도 크게 볼 수 있다. 또한 난치병인 당뇨병도 이길 수 있으며, 더욱 놀라운 효과는 노년층도 정력이 회복되어 인생을 즐길 수 있다는 것이다.

건강을 위한 약 중 으뜸으로 여기는 약은 정력을 보강하는 약으로 값이 가장 비싸다. 남녀가 갱년기가 되면 정력을 위한 약을 찾게 마련인데, 정력을 되찾고자 하는 노력은 결코 섹스에만 그 목적이 있는 것이 아니다. 정력이 강해야 사업에 의욕이 있고 진취력도 강하며 인생을 사는 즐거움이 있다.

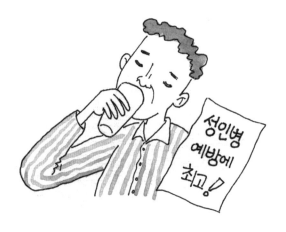

　인간은 엄격히 따지면 섹스를 제외하고는 대부분 짜증스럽고 힘든 일의 연속이다. 또 땀을 흘리는 고역을 함으로써 인간에게 굴레 속으로 들어가 허덕이는 것 같은 느낌이 들게 한다. 그러나 밤에 이루어지는 섹스가 있기 때문에 스트레스를 완화 내지는 해소하게 된다.

　그런데 요즘에는 젊은 층에서도 스태미나 때문에 고민하는 이들이 많다. 그 이유는 호르몬을 생산하는 신장의 기운이 약해진 까닭이다. 그 원인은 과도한 스트레스에 설탕이 많이 들어간 가공식품과 인스턴트식품을 많이 먹어서 오는 것으로, 본인 스스로 병을 만들었다고 보아야 한다. 따라서 병이 없어도 누구나 생즙요법을 이용하면 건강은 물론 정력도 좋아지고 가정의 평화를 이룰 수 있다.

　건강은 누구나 바라는 것인 만큼 건강할 때 몸 관리를 잘해야 한다. 여기서 건강의 본바탕은 자연에 있다는 것을 꼭 알아야 한다.

자연과 가까이해야 건강하게 오래 살 수 있으니 가공식품을 피하고 생즙과 같은 자연식을 하는 것이 좋다. 생즙요법의 재료는 솔잎 크게 한 줌, 부추 한 줌, 양파 큰 것 1개, 감자 큰 것 1개, 도라지 큰 것 1뿌리, 당근 큰 것 1개, 양배추 껍질 3잎, 배나 사과, 귤 중 1개(배가 좋다)로 배는 껍질째 한꺼번에 갈아서 생즙을 얻는다.

생즙의 색깔은 진한 녹색을 띠게 되고 맛은 부드럽기 때문에 노소를 막론하고 그대로 복용할 수 있다. 이 생즙은 성인병의 예방과 치료에 효과적인데, 무엇보다 중단하지 않고 꾸준히 장기간 복용하는 것이 중요하다. 먹는 방법은 물 한 컵 분량으로 아침·저녁 공복에 먹어야 한다.

6개월 이상 계속 복용하면 눈에 띄게 건강이 호전되는 것을 직접 느낄 수 있다. 우선 알 수 있는 것은 음주 후 숙취현상이 사라지며 발뒤꿈치 등 피부 말단 부위가 딱딱해지는 고화(固化)현상, 성인 남자들의 고환 밑에 생기는 낭습 등이 없어진다. 그뿐만 아니라 내분비선인 부신피질의 기능이 강화되어 인체의 전반적인 활력을 제공해주고 여성의 생리불순, 갱년기 장애로 나타나는 전립선 기능저하, 정력 감퇴를 치료해주며 항스트레스 기능의 강화를 촉진한다.

이외에 세포의 부활과 재생 작용, 신경의 부활작용, 조혈작용, 항알레르기작용, 지혈작용, 강심·말초혈관작용, 상처치유 촉진작용,

병후치유 촉진작용, 발육·성장 촉진작용 등이 있다.

솔잎을 주제로 한 이 생즙요법의 탁월한 효능은 각 재료의 독특한 약리성분에 기인한다.

생즙 재료의 성분과 효능

솔잎

조혈작용과 청혈(淸血)작용에 따라 고혈압이나 저혈압, 빈혈증상의 치료, 콜레스테롤치 저하 등의 효과가 있다. 솔잎을 사용할 때 잎이 2개씩 붙은 우리나라 재래종 소나무의 잎을 써야 한다. 잎이 3개씩 붙은 소나무의 잎은 별로 효과가 없다.

부추

청혈효능이 있어 여자들의 냉증, 대하증, 생리불순, 생리통 치료에 도움이 되며 이뇨작용도 있다.

감자

감자를 많이 먹는 강원도 사람을 감자바위라고 부르는 것은 감자를 많이 먹어 체력이 바위같이 강하다는 뜻이라고 여겨진다. 감자에는 근육조직을 강화하는 작용이 있다.

감자는 비만증을 치료할 수 있는데, 감자 큰 것 한 개와 아무 과일한 개를 같이 갈아 생즙을 내어 공복에 한 컵씩 5~6개월간 복용하면 날씬해진다. 또 위가 수축되어 많이 먹는 습관을 고칠 수 있다.

주의해야 할 점은 감자에는 솔라닌(solanin)이라는 독성물질이 있어 껍질째 먹으면 복통이 일어나기 쉽다는 것이다. 따라서 감자를 깎을 때는 움푹 들어간 눈 부분까지 잘 도려내야 한다.

양파

수면을 원활하게 하고 비듬을 치료하며 정력을 보강하고 고혈압에도 근본적인 효과를 나타낸다. 이런 효과를 나타내는 것이 양파의 '퀘르세틴(quercetin)'이라는 특수 성분이다. 양파를 많이 먹는 나라가 중국인데, 중국 사람은 어릴 때부터 양파를 많이 먹어서 고혈압, 동맥경화, 중풍 등의 혈관질환이 적고 70~80세 노인도 정력이 왕성하다.

도라지

한방에서는 길경(桔梗)이라 하며 기침을 멈추고 가래를 삭혀주는 진해거담(鎭咳袪痰)작용을 함으로써 기관지를 보강해준다. 용각산은 약도라지 가루로 만든 것이다.

당근

비타민 A를 다량 함유해 간을 튼튼히 해주고 시력회복에도 효과가 있다. 애주가나 갱년기에 간장기능이 약한 사람은 당근과 과일을 같이 갈아서 낸 생즙을 아침과 저녁에 한 컵씩 장복하면 상당한 효과를 본다. 또 당근은 피부미용에도 효과가 크다.

양배추

잎에는 건위강장제(健胃强壯劑) 성분이 들어 있어 위궤양·십이지장궤양 등 소화기 계통 질병에 양배추를 다량 섭취하면 효과가 상당하다. 암포젤엠이라는 위장약의 성분도 대부분 양배추에서 추출한 것이다. 양배추잎을 잘만 활용하면 위암도 치료할 수 있다.

생즙요법에서 과일 한 종류를 반드시 덧붙이는 것은 과일에 함유된 자연산이 생즙의 인체 흡수를 촉진하기 때문이다. 대부분 생즙은 자연산이 함유되지 않으면 인체 내부에 효과적으로 흡수되지 않는 결점이 있다. 따라서 생즙을 만들 때는 복용 과일을 함께 섞는 것이 무엇보다 필요하다.

생즙은 만든 후 10분 이내에 복용해야 한다. 미리 생즙을 만들어 냉장고에 보관했다가 마시는 경우도 있는데 생즙을 만들어 10분이 경과되면 모든 성분이 산화되어 효과가 없다. 특히 생즙을 만들 때 성분의 파괴를 막기 위해 전기믹서를 사용하지 말아야 한다.

생즙 효과의 한 예로 생즙과 생콩가루를 복용하여 완쾌된 당뇨병 환자가 상당히 많다는 사실을 들 수 있다. 주의할 점은 생즙도 마찬

가지지만 생콩가루를 만들 때 한 번에 많은 양을 가루로 만들어놓으면 판크레오지민이라는 성분이 세 시간 만에 산화되기 때문에 먹을 때마다 적당량을 만들어야 한다는 것이다.

5장

이런 증상에는
이런 음식

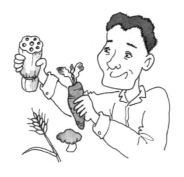

감기_ 무와 벌꿀

한의학에서 볼 때 감기는 무엇인가

한의학에서는 감기를 '바깥 기운에 저촉되었다'라고 하는데 바깥
기운이란 풍(風, 바람), 한(寒, 차가운 기운), 서(暑, 여름 기운), 습(濕, 습기),
조(燥, 가을철의 마르는 기운), 화(火, 뜨거운 기운)의 6가지 기운을 말한다.

이들 중에서도 상강(霜降, 서리 내릴 무렵) 이후부터 춘분에 이르기
까지 서리와 찬이슬을 맞거나 몸이 한사(寒邪, 차가운 바깥 기운)에 맞
아 병이 되는 것을 감기 중에서도 상한(傷寒, 차가운 기에 상했다)이라
고 한다.

그러나 겨울철 차가운 바깥 기운을 맞았다고 해도 피부가 튼튼
하고 몸이 강건하여 기가 충실한 사람은 시원함을 느낄 뿐이고 기
가 감소하지 않는다. 온갖 식물이 겨울철 차가운 기운에 나뭇잎을
떨구고 혹은 얼어 죽기도 하지만, 싱싱한 상록수의 잎이 시들지 않

는 것은 나무껍질 속에 바깥의 차가운 기운을 방어하는 기를 가지고 있기 때문이다.

이와 같은 상한(傷寒)을 큰병이라고도 하는 것은 보통의 병과 달리 하루하루가 다르게 증세가 변해가며 종류가 많을 뿐만 아니라, 일찍이 제대로 증세를 살펴 약을 써야 하는데도 '감기쯤이야' 하고 경솔히 생각하는 사람이 많기 때문이다. 또 비록 약을 썼다 해도 양증(陽症)과 음증(陰症)을 분별치 못하고 겉으로 나타난 증세에만 현혹되어 투약함으로써 사람을 그르치게 하는 것이 무수하기 때문이다.

중국 후한 말 장중경 선생은 《상한론(傷寒論)》이란 책을 저술하여 천변만화하는 상한의 변화와 그 증세를 파악해 각 증후에 알맞은 처방과 투약하는 약을 밝힌 바 있다.

그러나 오늘날 어리석은 의사가 감기를 열성 전염병으로만 생각하여 해열제와 발한제를 남용하니 삼음병(三陰病)에 발한제를 쓰면 병의 기운이 없어지지 않고 몸의 저항력이 먼저 없어져 치명적이 되는 것이다.

요즘 감기 기운이 있으면 무조건 아스피린 등 해열제를 사용하는 사람들은 유의할 필요가 있다. 해열제를 과용하여 정상적인 체온까지 뺏는다면 오히려 더 큰 화를 불러일으킬 수 있다.

병을 분별하지 못하고 결단하는 까닭에 대수롭지 않은 감기가 큰병이 되므로 감기는 예방이 으뜸이고 걸린 후라도 조심해서 치료해야 한다.

한방적인 감기 치료에는 원인과 증후·체질에 따라 100여 가지 처방이 있는데 이는 하루하루 변화되는 감기 치료의 어려움을 말해주는 것이기도 하다.

원인별 감기의 종류

감기를 원인별로 구분하여 나타나는 증상을 살펴보면 다음과 같다.

- **풍한감기**(風寒感氣): 발열은 가볍고 땀이 나며, 코가 막히고 재채기와 콧물이 흐른다. 머리와 몸이 쑤시고, 기침이 간혹 있으며 가래는 희다. 설태는 엷고 희다.

- **풍열감기**(風熱感氣): 발열이 심하고 입이 마르면서 갈증이 약간 있다. 목구멍이 아프고 기침이 있으며, 가래는 누렇고 끈끈하다. 설태는 엷고 누렇다.

- **서습감기**(暑濕感氣): 발열과 오한이 있고 두통이 있으며, 권태감·흉부 번민(煩悶) 및 구토와 설사가 있다. 맥은 빠르며 설태는 약간 누렇거나 희다.

- **유행성 감기**(流行性感氣): 높은 열과 오한이 있으며, 심하면 떨리고 두통이 심하며

몸이 쑤신다. 맥은 부(浮)하고 빠르며 힘이 있다. 혀는 붉고 설
태는 약간 누렇다.

이처럼 같은 감기라 할지라도 원인과 증상, 체질에 따라 처방과
치료방법이 달라진다.

초기 감기에 좋은 식품은 차조기잎, 대나무잎, 파뿌리, 귤껍질, 생
강, 대추 등으로 이를 달여서 마신다.

기침 감기에는 호두, 석류, 머위, 맥문동, 천문동, 질경이씨, 살구
씨, 생강차, 상백피(뽕나무 뿌리껍질), 도라지, 오미자 등이 좋다.

감기 치료에 탁월한 민간요법에는 무와 벌꿀로 만드는 민간약이
있다. 무를 1cm 크기로 썰어서 항아리에 넣고 무가 잠길 때까지 벌
꿀을 가득 넣는다. 그런 다음 밀봉해서 냉암소에 보관하면 약 3일
이 지난 후 무의 수분이 빠져나와 꿀과 섞인다. 여기에 뜨거운 물을
부어 마시면 기침이 멎고 목의 통증이 사라지며 감기를 낫게 한다.

감기에 좋은 체조 · 마사지 · 지압법

감기에 잘 걸리고 호흡기가 약한 체질에 적합한 체조와 마사지 ·
지압요법을 살펴보겠다.

무릎을 꿇고 몸을 뒤로 젖히는 체조로, 상체를 뒤로 젖히고 후두부를 바닥에 대도록 노력하는데, 젖히면서 숨을 들이마시고 정좌로 돌아오면서 내쉰다.

천식 환자와 호흡기 질환에 잘 걸리는 사람은 등근육의 탄력이 없어져 등근육과 허리가 뻣뻣하고 특히 등근육이 나무판과 같아 뒤로 젖히는 것이 다른 사람보다 고통스럽다. 계속하여 익숙해지면 나무판 같던 등근육에 탄력이 되살아나고 호흡기가 튼튼해져 감기에 잘 안 걸리게 된다.

1년 내내 감기에 시달리는 사람이 배꼽마찰로 깨끗이 낫는 경우를 흔히 볼 수 있다. 손수건이나 마른 헝겊을 말아서 마사지해주면 되는데 복부가 뜨거워질 때까지 오른손, 왼손 바꿔가며 원을 그리면서 전신에 땀이 날 때까지 계속하면 감기 예방뿐 아니라 변비, 이뇨, 미용에도 크게 작용하며 아랫배에 쓸모없는 지방이 생기지 않는다.

인중(人中) 지압으로 코감기가 낫는다. 인중은 급소로 코밑과 윗입술 사이의 우묵한 곳을 말한다.

코감기 증상은 귀울림, 두중(頭重, 머리가 무거운 증상)을 동반하는 경우가 많다. 이럴 경우 왼손 집게손가락 끝으로 인중을 누르고 같은 쪽 엄지손가락으로 귓불 바로 아래 독고(獨古, 급소로 턱뼈와의 사이에 한 마디 정도의 물렁한 부분)를 누른다. 오른쪽 집게손가락을 인중에 댄 손가락에 포개고 엄지손가락을 마찬가지로 귀밑에 대는데 귀밑 독고를 누르는 엄지는 정수리 쪽을 향하게 한다.

1초간 네 손가락에 힘을 줬다 빼고 1초 후에 다시 반복한다. 이렇게 30회를 하면 콧물과 귀울림이 멈추고 머리가 맑아진다. 또 인중을 누르면 전신이 따뜻해져 체력·연료·식량이 떨어지기 시작한 조난자가 취할 수 있는 마지막 방법이다.

감기 예방법

- 감기가 유행할 때는 사람이 많이 모이는 장소를 피하고 환자와 접촉하지 않도록 한다.
- 바람이 부는 곳에서 옷을 벗고 자지 말아야 한다.
- 노동과 운동을 한 후 땀에 젖은 옷을 입은 채 바람을 쏘이지 말아야 한다.
- 땀에 젖은 잠옷으로 아침에 찬 바람을 쏘이지 않는다.
- 목욕을 한 후 몸이 차가운 채로 바람을 쏘이지 않는다.
- 공기가 나쁜 장소는 피한다.
- 밖에서 집으로 돌아오면 손을 씻고 양치질을 한다.
- 과로를 피한다.
- 수면을 충분히 취한다.
- 충분한 영양을 섭취한다.
- 냉수마찰, 냉수욕, 일광욕 등으로 피부의 저항력을 높인다.

향갈탕 (香葛湯)의 가감방	향부자 2돈 반, 창출·갈근 각 1돈 반, 진피·소엽·형개·방풍·청궁·강활·백지·독활·반하·모과·길경·상백피·행인 각 1돈, 감초 5분, 생강 3쪽, 파뿌리 2개

기침_ 인삼 · 오미자차

예전에는 찬 바람 나는 가을철과 겨울철
에 해수(咳嗽, 기침)가 많이 발생했지만
요즘에는 에어컨으로 인한 냉방 때문
에 여름철에도 해수병 환자가 많다.

한의학의 가장 오래된 의서인《황
제내경》에서는 "사람이 한(寒)에
상한 것이 경미하면 해(咳)가 되
고 심하면 수(嗽)가 된다"고 했
다.《난경(難經)》이라는 의서에서도

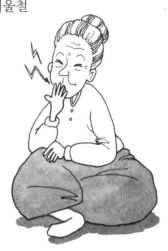

"몸이 차고, 찬 음식을 많이 먹거나 하면 폐를 상하게 되어 해수가
나타난다"고 했다.

여름철에 냉방으로 몸을 너무 차게 한다거나 여름철 인체 생리
기능으로 속이 차가워지는데 찬 음식이나 찬 음료수를 많이 마시

면 해수병에 걸리게 된다.

에어컨의 중앙 공기조절 장치에 호습성(好濕性) 세균이 많이 살고 있다. 그 안으로 들어간 공기에 세균의 포자가 묻어서 실내에 뿜어져 나온다. 여름만 돌아오면 해수병으로 고생하는 사람이 많아지는 원인이 여기에 있다.

해수란

해수(咳嗽)란 한의학에서 기침을 표현하는 용어로 흔히 '해소'라고도 한다. 한의학에서는 해수를 해(咳)와 수(嗽)로 구분하는데 기침소리는 있고 가래가 없는 것은 해(咳)라 하고, 가래는 있고 소리가 없는 것은 수(嗽)라 하며, 소리도 있고 가래도 있는 것을 해수(咳嗽)라고 한다.

그 이유는 폐기(肺氣)가 상하여 맑지 않으면 기가 동해 소리가 나므로 해(咳)가 되고, 비습(脾濕)이 동하여 담(痰, 가래)을 형성하므로 수(嗽)가 되는 것이다. 폐기가 상하여 비습이 동하면 해(咳)와 수(嗽)가 겸발하니, 해수 증상은 소리도 있고 가래도 있게 된다.

해수의 원인

해수의 원인을 살펴보면 다음과 같다.

첫째, 자극에 의해 발생한다. 찬 공기나 담배연기, 자극성이 있는 가스 등을 들이마셨을 때 기관지에 자극이 오면 기침이 일어난다.

둘째, 환경조건에 의해 생긴다. 찬 공기가 자극의 원인이 될 수 있듯이 건조한 환경도 기침의 원인이 될 수 있다. 따라서 풍(風), 한(寒), 조(燥), 습(濕), 화(火)가 모두 기침을 일으킬 수 있다.

셋째, 음식의 부절제에서 발생한다. 차갑고 냉한 것을 마시면 폐기가 상해 기침이 날 수 있으며, 식적(食積)으로 가래가 생기면 기침이 나올 수도 있다. 또 과도한 음주도 기침의 원인이 된다.

넷째, 몸이 허약해졌을 때 올 수 있다. 원기가 쇠약하여 피로증상을 느낄 때도 도한(盜汗)이 나고 겸해서 담이 많아지면서 기침이 난다. 이를 노수(勞嗽)라고 한다. 아울러 음허수(陰虛嗽)도 있으니 모두 몸이 허약해서 생기는 기침들이다.

다섯째, 신경성으로도 발생한다. 한의학에서는 이를 기수(氣嗽)라고 한다.

여섯째, 폐·기관지 질병 외에도 발생의 원인이 되는 것이 있다. 기침의 원인이 되는 질병은 역시 폐·기관지 계통의 질병이 대종을 이루지만 심장, 간장, 비장의 기능 여하에 따라서도 기침이 나며, 오장의 기침이 오래되면 드디어 육부(六腑)에 옮겨진다. 늑막염 초기에 삼출액이 고이면 늑막이 자극되어 기침이 발작적으로 일어나는 것이 한 예다.

일곱째, 기관지나 폐에 질병이 있을 때 땀을 뱉어내기 위해 기침을 한다. 한의학에서 말하는 담수(痰嗽)의 경우, 담을 뱉어내면 기침이 멈추는 것이 좋은 예다.

여덟째, 타박상 등도 원인이 된다. 타박·손상 등으로 어혈이 생기면 기침을 일으키는데 혈수(血嗽)가 그 예다.

아홉째, 기도에 이상이 있을 때 생긴다. 인두나 후두에 염증이 생겨 분비물이 있으면 이것을 내보내려고 기침이 나온다. 또 후두나 기관에 암이 생겨 자극을 받아도 기침이 나온다.

해수의 증상

해수의 원인은 여러 가지이나 대부분 저항력이 약해진 노약자가 찬 기운을 많이 쏘이거나 여름과 가을에 차가운 음식을 과다 섭취한 후 비위(脾胃)에 울적(鬱積)해 있던 습기가 열로 변하여 가래가 된다.

그 증세가 가벼울 때는 기침 정도이지만 심해지면 기가 올라와 얼굴이 뻘겋게 상기되며 목구멍과 가슴이 충격을 받아 아프게 되고, 목구멍이 가렵고 굳어지기도 하며 앉거나 눕기도 불편해진다. 심지어 설사가 나거나 전신이 당기고 쑤셔서 밤새 앓는 소리를 내기도 한다.

노인 해수는 대부분 신장기능이 쇠약해져 오므로 정액이 마르고 근육과 뼈가 약해져 생긴다. 그 증후도 허리와 등이 서로 당겨서 동통이 있거나 소변을 흘리게 되며, 양의 기운이 가장 약한 때인 이른

새벽에 더 심해진다.

노인이 비록 해수증세가 있더라도 강하게 병사를 쫓는 약보다는 온화한 약으로 치료하는 이유도 쇠약한 노인을 보호하며 치료해야 하기 때문이다.

해수의 치료

한의학에서 해수 치료의 기본 원칙은 한(寒), 열(熱)을 구분하는 것이다. 한(寒)으로 기침이 발생한 것은 한을 만날 때 더욱 심해지고, 열(熱)로 발생한 기침은 열을 만나면 심해진다. 따라서 그 원인이 되는 한이나 열을 피하는 조섭이 필요하다.

약물을 사용하여 치료하고자 할 때도 한으로 인한 기침에는 한성(寒性) 약물을 피해야 하며, 열로 인한 기침일 경우에는 열성(熱性) 약물을 피해야 한다. 가래가 청백(淸白)할 때는 한한 기침이고, 황탁(黃濁)한 것은 열이 있는 기침으로 판별하면 된다.

한열을 구분한 뒤에는 기침의 원인을 분별하여 제거하는 원인요법을 써야 한다. 아울러 맵고 냄새가 강렬한 식품은 피하고 짜지 않은 단백질 식품을 많이 섭취해야 한다.

《동의보감》에 나타난 단방 약물 중 손쉽고 효과가 있는 것 몇 가지를 추려보면 다음과 같다.

- 인삼: 인삼만 끓여서 차처럼 마셔도 좋고 인삼과 호두, 생강을 함께 끓여 마셔도 좋다.
- 오미자: 오미자만 끓여 마셔도 좋고 인삼과 맥문동을 달여 마셔도 좋다.
- 잉어회: 잉어를 회로 만들어 양념에 찍어 먹어도 좋고 태워서 가루로 만든 후 미음에 4~8g씩 섞어 먹어도 좋다.
- 귤: 귤을 껍질과 함께 듬성듬성 썰어 누런 설탕을 넣고 끓여 먹거나 귤씨와 구운 감초를 4:1의 비율로 섞어 가루 내어 1회에 12g씩 먹는다.
- 오과차: 호두, 밤, 대추, 은행, 생강을 적당량 섞어 차로 하여 마시는데, 특히 노인성 기침에 좋다.

이외에 살구씨, 배, 도라지, 매실씨, 모과주가 좋은 식품이다.

해수의 한방 통치방

행인길경탕 (杏仁桔梗湯)	행인 · 길경 각 2돈, 인삼 · 사삼 · 적복령 · 백출 · 당귀 · 백작약 · 천궁 · 숙지황 · 반하 · 진피 · 패모 · 상백피 · 맥문동 · 천문동 · 오미자 · 마황 · 전호 · 건강 · 감초 각 1돈, 생강 3쪽

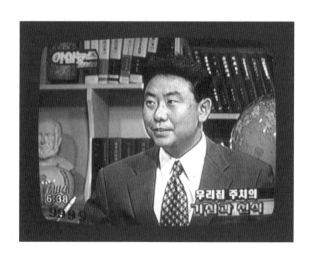

천식_ 선인장 즙

천식은 크게 기관지 천식과 심장성 천식으로 나뉜다. 기관지 천식은 숨을 내쉬기가 곤란하고 허탈에 빠지는 일이 없다. 심장성 천식은 내쉬는 숨과 들이쉬는 숨이 모두 곤란하고 허탈에 빠지는 일이 있다. 이외에 다른 증상은 유사하다.

천식이라 함은 보편적으로 기관지 천식을 말한다. 기관지 천식은 한의학에서는 '효천(哮喘)'이라고 하는데, 천식 발작이 일어나면 얼굴이 창백해지고 헐떡거리는 소리와 함께 호흡곤란이 일어나며 입술이 자줏빛으로 변한다. 진땀이 나고 심할 때는 누워 있기도 힘든 채 수일간 지속되기도 한다.

천식의 구분

천식은 크게 허증과 실증으로 구분하는데 허증 천식인 허천(虛喘)

은 호흡이 짧아 이어지지 않고 소리가 낮으면서 촉급하다. 얼굴은 창백해지고 말하기 힘들며, 목구멍에서 가래소리가 나지만 가래나 침은 맑다.

계절적으로 보면 봄과 여름에 많이 발생한다. 원인별로 구분하면 기천(氣喘), 화천(火喘), 구천(久喘), 위허천(胃虛喘), 음허천(陰虛喘) 등으로 분류할 수 있다.

기천은 기쁨, 노여움, 슬픔, 우울, 놀람, 근심, 공포 등의 정신적 영향으로 발병하며, 호흡이 촉급하면서도 가래소리가 없는 것이 특징이다. 한방약으로는 가미사칠탕(加味四七湯)이 대표적인 처방이다.

화천은 위에 실화(實火)가 있어서 발생하는 천식으로 음식이 입에 들어가면 천식이 잠시 멎었다가 조금 지나면 다시 발작한다. 편안하게 안정을 취하면 숨이 차지 않다가 움직이면 다시 숨이 찬다. 한방 처방으로는 가감사백산과 맥문동탕이 대표적이다.

구천은 만성 질환으로 전신이 쇠약해져 발생하는 천식으로, 호흡이 지속되지 못하여 천식 같기도 하고 천식이 아닌 것 같기도 한 것이 특징이다. 단인삼탕과 인삼청폐환이 대표적 처방이다.

위허천은 위기(胃氣)가 극히 허약해져 기가 거꾸로 올라가 발생하는 천식으로 어깨와 등이 들먹거리고 배가 당기면서 호흡곤란이 그치지 않는다. 대표적 처방은 생맥산을 들 수 있다.

음허천은 음과 혈이 모두 허해져 오는 천식으로 기가 배꼽 아래부터 기도를 따라 상충한다. 대표적 처방은 자음강화탕과 영폐탕을 들 수 있다.

실증 천식인 실천(實喘)은 가슴이 답답하게 팽창하여 고통을 받다가 숨을 내뱉으면 몹시 시원함을 느끼는 것이 특징이다. 얼굴이 붉고 물이 당기며 몸에 열이 나고 가래가 많은데 그 가래나 콧물, 침 등은 걸쭉하다. 때로는 목구멍이 마르고 얼굴이 붓기도 한다. 계절로 볼 때 가을과 겨울에 많이 발생한다.

원인별로 구분하면 풍한천(風寒喘), 담천(痰喘), 수천(水喘)으로 나눌 수 있다.

풍한천은 심하지 않은 감기에도 바람과 차가운 기운이 안에서 울체되어 발생하는 천식으로 찬 바람을 쐬면 호흡곤란과 기침이 심해진다. 인삼윤폐탕과 삼소온폐탕이 대표적 처방이다.

담천은 폐의 열로 가래가 흉격에 막히게 되어 발생하는 천식으로 가슴이 답답하고 목구멍에서 가래 끓는 소리가 난다. 천민도담탕과 정천화담탕이 대표적 처방이다.

수천은 수분대사 이상에서 발생하는 천식으로 반듯하게 누워 있으면 호흡곤란이 더욱 심하고 가슴이 뛰며 물소리가 들린다. 얼굴이나 다리가 붓기도 하고 구역질이 난다. 평기산과 소청룡탕이 대표적 처방이다.

천식에 좋은 민간요법을 살펴보면 다음과 같다.

• **선인장즙:** 천식 치료뿐만 아니라 예방에도 좋고 체질을 개선하는 데도 좋다.

• **비파차:** 비파잎을 꿀에 적셔 살짝 볶아 차로 끓여 마신다. 천식뿐만 아니라 감기나 기관지염, 딸꾹질에도 좋다. 비파나무도 좋은데 이를 '약의 대왕'이라 하여 대왕약나무라고도 하며, "비파나무가 있는 집에는 환자가 없다"라는 말이 있다. 암이나 냉증, 신장염, 위염, 간염에도 효과가 뛰어나다.

• **오매차:** 오매(매실을 검게 태운 것)와 생강을 같은 분량으로 하여 끓여 마신다.

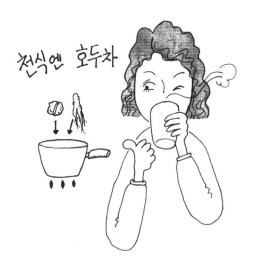

- **호두차:** 호두 8g에 인삼 2g을 끓여 마신다. 특히 허천에 좋다.
- **살구씨:** 어린이는 3알, 성인은 5알 정도를 따뜻한 물에 꿀을 타서 먹는다. 기관지염, 폐렴, 폐결핵에도 좋다.
- 오이즙, 수세미즙, 도라지, 백합뿌리, 검은콩, 알로에, 오미자 모두 천식 치료뿐 아니라 예방에도 좋다.

천식에 유의해야 할 점

- 육체적·정신적 안정이 필요하다.
- 기관지를 확장해주는 것이 좋다. 스팀 요법을 이용하여 수증기가 입에 들어가게 해준다.
- 식염과 수분을 제한한다.
- 담배를 피하고 술을 줄여야 한다.
- 피부단련을 게을리하지 말아야 한다. 피부단련을 위하여 건포마찰, 냉수마찰, 이른 아침의 산책 등이 좋다.
- 식사량을 과하게 하여 만복감을 가져서는 안 된다. 식사량은 소량, 식사 횟수는 여러 번으로 하는 것이 좋다.
- 실내온도는 적당히 유지한다.
- 침구와 의복은 가볍고 청결하게 한다.
- 심한 운동이나 청소, 매연, 공공인의 집합장소 등은 좋지 않은 요인이므로 피하는 것이 좋다.

천식의 한방 통치방

해표이진탕 (解票二陳湯) 가감방	반하 1돈 반, 진피·적복령·마황·소엽·자완·패모·행인· 상백피·길경·지각·맥문동·과루인 각 1돈, 감초 5푼, 생 강 3쪽

위염_ 생강차와 율무차

먹는 것과 잠자는 것은 생물에게는 불가결하다. 옛날부터 "생명은 음식에 있다"는 말이 있는 것처럼 어김없이 먹음으로써 생명활동이 영위된다. 자연의 생명체가 땅 위에 그 바탕을 두고 생명을 영위하듯이 사람의 생명활동은 모두 토(土, 땅)의 성질을 가진 위장에서 시작된다.

단 하루도 위장을 통하지 않고는 삶을 영위할 수 없는 것이 우리 생명이니 위장병은 온갖 질병의 시작이며, 건강을 지키고 회복하려면 위장기능의 회복 여부가 가장 중요하다.

우리가 섭취한 모든 수곡(水穀, 음식물)이 체내에 들어가서 일단 모이는 곳이 위이기 때문에 한의학에서는 위를 수곡지해(水穀之海) 또는 대창(大倉)이라고도 한다. 또 음식의 잡다한 오미(五味)가 모이는 곳이라 하여 장터에 비유하기도 한다.

한의학적인 위의 개념은 해부학적인 위만을 말하는 것이 아니고 유기능(類機能) 체계에 있는 비(脾)·구순(口脣, 입술), 정신적으로는 사려(思慮) 등을 연관한다.

위염은 위암, 위궤양과 함께 위의 3대 질환 중 하나다. 우리나라에서는 식사의 질과 양 때문에 위장병에 걸리는 사람이 많은 편이다. 60세 이후 노인은 거의 모두 만성 위염에 걸려 있다고 해도 과언이 아닐 정도로 많다.

급성 위염의 원인과 증상

위염은 크게 급성 위염과 만성 위염으로 구분하는데, 급성 위염의 원인은 여러 가지가 있으나 가장 많은 것이 폭음·폭식이다. 이 밖에 이가 나빠 음식물을 충분히 씹지 못하고 삼킨 경우나 과열(過熱)·과냉(過冷)의 음식물을 섭취하거나 부패성 음식물 또는 알레르기성 음식물을 섭취하기 때문에 올 수도 있다.

증상은 식욕부진, 구역과 구토, 광범위한 상복부의 불쾌감, 동통과 발열 등이 일어나며 두통, 현훈, 피로감 등이 뒤따른다. 보통은 몇 시간 내지 며칠 계속되다가 낫는다. 그러나 안정과 식사를 주의하여 신속히 치유되도록 해야지 그렇지 않으면 만성 위염으로 전이된다.

보통 하루쯤 굶고 위를 쉬게 하면서 따뜻한 보리차를 적당히 마시는 것이 좋다. 아울러 배를 차지 않게 하고 심신을 안정시킨다.

만성 위염의 원인과 증상

만성 위염의 원인은 뚜렷하지 않은 편이지만 급성에서 이행하는 경우도 있고 식상(食傷, 음식에 의함), 주상(酒傷, 술에 의함), 노권상(勞倦傷, 피로·권태에 의함)에 의해 발생하는 경우도 있다. 신체의 허약이나 감정장애 등 스트레스가 원인이 될 수도 있고 갑상선 질환, 당뇨병, 구강이나 식도 질환, 간담기능 부전, 전염성 질환 등일 때 발병하는 경우도 있다.

이밖에 심장병이나 고혈압 등으로 위장의 울혈(鬱血)이 오래 계속되면 그에 따라 만성 위염을 일으키기도 하고, 흡연과 짜고 매운 자극성 조미료 등 기호품도 관계가 있다.

만성 위염은 대부분 커다란 증상은 없으나 서서히 식욕이 감퇴되고 음식물을 보거나 냄새를 맡기만 해도 구역이 나며, 조금만 먹어도 쉽게 오는 만복감, 위 부근의 불쾌감이나 압박감 혹은 쑤시는 듯한 아픔, 가슴앓이 등의 증상으로 발전한다.

신트림이 나고 동통이 등으로 뻗치며, 때로는 입이나 인두·식도에 연한 위화감(違和感)을 호소하는 경우도 있고, 타인이 구취를 느끼는 경우가 많다. 전신쇠약, 탈력감, 피로 등을 느끼면 출혈은 드물지만 잠재성 출혈이 있을 수 있다.

위염이 오래 지속될 때는 다음과 같은 조섭이 필요하다.

첫째, 정신적 불안이나 긴장이 연속되면 위염 증상은 더욱 악화

만성 위염을 치료하려면

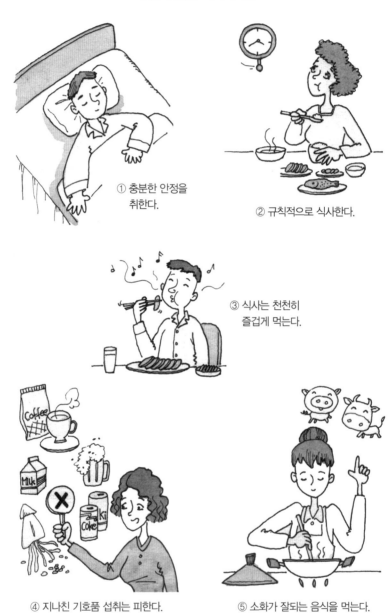

① 충분한 안정을 취한다.

② 규칙적으로 식사한다.

③ 식사는 천천히 즐겁게 먹는다.

④ 지나친 기호품 섭취는 피한다.

⑤ 소화가 잘되는 음식을 먹는다.

된다. 그러므로 감정적 장애가 없도록 안정을 취해야 한다.

둘째, 불규칙한 식사, 지나친 기호품 섭취 등으로 식사의 균형을 잃는 일은 피해야 한다. 아울러 양만 많고 질이 나쁜 식사는 개선해야 한다.

셋째, 식사를 할 때는 천천히 즐겁게 먹는 습관을 들이도록 한다.

넷째, 탈이 난 위장 점막을 자극하지 않도록 소화가 잘되는 부드러운 식사를 하는 것이 좋다. 커피, 술, 찬 우유, 냉면, 청량음료, 오징어, 콩 등은 무리가 되고 소금, 초, 고추, 후추 등도 과도하게 섭취하면 해롭다.

다섯째, 섬유질이 많은 죽순, 우엉, 셀러리 등도 좋은 편이 아니며, 육류는 기름기가 없는 살코기를 소화되기 쉽게 조리해서 먹는다.

위염에 좋은 민간요법

위염의 민약으로는 생강차, 율무차, 갈근차(칡뿌리차), 삽주(창출, 백출)차, 무즙, 귤, 민들레, 전분, 호장근차, 초룡담차 등이 대표적이다. 속이 너무 차서 소화불량과 복통을 자주 느끼는 경우 생강차가 좋고 배가 쓰리는 경우는 갈근차가 좋다.

율무차는 진통·소염작용이 강하고 칼로리가 많기 때문에 위염뿐 아니라 소화성 궤양 환자에게도 아주 좋다.

귤을 잘 씻은 후 껍질과 알맹이를 동시에 듬성듬성 썰어 생강, 무씨 볶은 것, 설탕 등을 타서 먹는다.

전분은 항궤양작용과 알레르기 체질 개선에도 효과가 탁월하다. 날감자를 껍질을 벗기고 눈을 딴 후 강판에 갈아 그 즙을 컵에 담아 20~30분 지나면 앙금이 가라앉는데, 이때 윗물은 버리고 밑의 앙금만 먹는다.

호장근이나 초룡담 뿌리는 하루에 10g 정도씩 차로 끓여 마시면 위염 치료뿐 아니라 소화기 기능을 강화하는 데 더없이 좋다.

위염에 좋은 한방요법

아무리 심하고 오래된 위염이라도 원인과 증상, 허증과 실증을 잘 구분하여 보화탕이나 단삼보혈탕, 평위산, 곽향정기산 등에 가미하여 사용하면 모두 완치된다.

가미단삼보혈탕 (加味丹蔘補血湯)	백작약·모려분 각 3돈, 단삼 2돈, 산약·라복자·당귀(신)·백복신 각 1돈 반, 산조인(초)·석창포·용안육·산사·백출·진피·맥아 각 1돈, 신곡·황금 각 8푼, 길경·사인·목향·감초 각 5푼, 오미자 3푼. 신경성 위염, 위궤양, 십이지장염, 궤양에 특효

심근경색_ 부추

우리나라 사람의 사망원인 순위에서 심장병은 2위를 차지하며, 그중에서도 가장 무서운 병이 심근경색이다.

심장은 잠시도 쉬지 않고 하루에 10만 번의 수축과 확장을 반복한다. 심장 자체가 움직이기 위해서 필요한 산소나 영양은 관상동맥이라는 가느다란 혈관을 흐르는 혈액으로 공급된다. 이 관상동맥의 일부가 막혀 혈액이 흐르지 못해 그 부분 심장의 벽, 즉 심근이 썩는 병을 심근경색이라 한다.

심장의 관상동맥경화가 진전되면 동맥이 좁아져 피의 순환이 나빠지고 심장근육은 산소 부족에 빠지며, 마치 우리가 오랫동안 앉아 있다가 일어나기 힘든 것과 같이 심근이 수축능력을 잃어버리게 된다.

이와 같은 결과 관상동맥의 혈액순환이 더욱 악화되어 드디어 심근의 괴사가 생겨 심근경색이 되는 것이다. 급격히 썩어 들어갈 때

이를 급성 심근경색이라 하는데, 보통 말하는 심장마비의 원인은 대부분 이 질환에서 온다.

한의학에서는 심근경색을 어혈충심통(瘀血衝心痛)과 비교한다. 심근경색은 관상동맥이 혈괴(血塊, 혈액의 덩어리) 등으로 폐색되기 때문에 일어나듯이, 어혈충심통은 어혈이 심장에 영향을 미쳐서 일어난다. 어혈이란 혈액이 응결되어 덩어리를 이루거나 순환에 장애를 주는 것이다.

심근경색이 발병할 때 증세

심근경색이 발병할 때는 양쪽 유방의 중간 부위, 왼쪽 가슴과 심장 고동 부위 등에 심한 동통이 온다. 당장 죽을 것 같은 공포감이나 불안감을 느끼게 하는 통증이다. 지속시간도 길어서 수십 분에서 수 시간 계속된다.

이밖에도 호흡곤란, 식은땀, 구역질, 치아노제(입술, 손가락 끝이 자주색으로 됨)가 일어나며, 심한 경우는 발작 후 급사하는 일도 적지 않다.

환자는 괴로워서 손으로 가슴을 누르거나 쥐어뜯는 고통을 보인다. 심할 때는 쇼크 상태를 나타내고 혈압은 저하되며, 맥은 약해지고 간혹 불규칙하게 된다. 호흡수도 증가하고 기침이나 담이 많아진다.

심근경색 예방과 발병했을 때 대책

심근경색증을 일으키는 유인(誘因)이 명백하지 않은 경우도 많고, 스트레스 속에서 사는 우리로서는 그 예방이 그리 쉬운 일도 아니다. 대략의 예방원칙은 첫째, 원인 제거, 둘째, 유인 제거, 셋째, 발병의 동기를 주는 상태를 피해야 하는 것 등이다.

원인으로 제일 중요한 것은 관상동맥의 경화로 인한 협착이나 폐색이므로 이를 미연에 막는 것이 좋다. 먼저 체중이 급격히 증가하는 것을 피하고 고혈압, 당뇨병, 고지혈증 등의 질병이 있는 경우는 이를 치료받음으로써 발병 위험을 조금이라도 덜어야 한다.

아울러 긴장과 과로, 흡연도 피하는 것이 좋다. 기후가 좋지 않을 때, 목욕 후, 과로한 운동 후, 기름진 음식을 과잉 섭취했을 때에도 발병하기 쉬우므로 이러한 경우를 대비해야 한다.

심근경색증이 발병하면 우선 안정해야 한다. 통증이나 호흡곤란으로 전전긍긍하거나 지나치게 불안감을 갖는 것은 좋지 않으며, 억지로 토하는 것도 피해야 한다. 가슴을 냉습포하여 동통을 덜어줄 수 있으나 지나치게 차갑게 하지 말아야 한다.

심근경색이 발병한 후 수 주일이 지나서 회복된 환자는 일단 만성기에 접어들어 사망 위험은 거의 없게 된다. 그러나 일부 환자는 협심증이 계속 남아 있거나 부정맥으로 고정되어 없어지지 않는 경우도 있다. 또 늑막염이나 심막염을 병발하는 예도 있다.

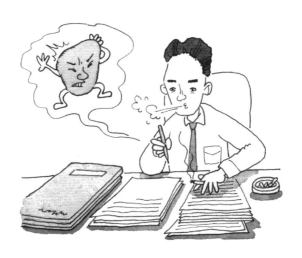

이 경우 의사와 상의해 적절히 치료받아야 한다. 심근경색이 만성기에 접어들면 우선 상처를 입은 심장으로도 할 수 있는 일의 분량을 정해야 한다. 일의 분량이 지나치면 심장의 부담이 커지기 때문이다. 아울러 체중조절에 신경을 써야 하며, 동물성 지방을 적게 섭취하고, 술과 담배를 피하는 것이 좋다. 육체적·정신적 안정은 무엇보다 중요하다.

그러나 병세가 좋아지면 오래도록 안정만 취할 것이 아니라 일어나서 앉거나 걷거나 하여 점차 운동량을 늘린다. 그래야 심장의 기능이 빨리 회복된다.

생활에 복귀하는 것도 이와 같이 점차 늘려나가야 한다. 보통 하루에 2km를 걸어서 피로나 호흡곤란, 가슴 두근거림, 가슴의 아픔 등을 자각하지 못하면 반나절 근무를 시작해도 좋다. 그 후 점차 근무시간을 늘려 수개월 내지 반년 간에 걸쳐 정상적인 생활로 돌아가도록 한다.

밤, 은행, 토란과 날 음식과 찬 음식(청량음료나 아이스크림도 포함) 등은 모두 피하는 것이 좋다.

심근경색에 좋은 지압법

환자의 척추 양옆을 지압해준다. 특히 심수혈 부근을 정성껏 지압한다. 엄지손가락과 집게손가락 사이에 있는 합곡혈과 엄지발가락과 둘째발가락 사이에 있는 태충혈도 지압을 해준다.

이에 앞서 침이나 바늘을 소독해서 엄지발가락 발톱 내측과 엄지손가락 손톱 내측에서 약간 출혈되도록 하는 것이 시급하다. 이곳은 구급혈(救急穴)로 은백, 소상이라는 경혈이다.

심근경색에 좋은 민간요법

부추의 생즙은 효과가 매우 좋다.《상한론(傷寒論)》이라는 옛 의서에도 부추를 이용하여 심통철배(心痛徹背), 즉 통증이 등까지 빠개지듯 퍼져가는 증세를 완화시킨다고 했다.

또 수세미 한 개를 달여서 조금씩 마셔도 좋고 석류 껍질을 솔잎과 함께 달여 마셔도 좋다.

영신도담탕, 방풍통성산, 대시호탕, 가미온담탕이 대표적인 처방이다. 심근경색증으로 가슴이 찌르듯이 아프고 압박감이 오며, 식은땀이 흐르고 혀가 굳어 말을 못 하는 환자들에게 영신도담탕을 활용하여 효험을 많이 보았다.

황달_ 인진쑥

황달이란 혈액 내에 담즙 색소가 증가하여 피부 점막이나 다른 조직이 황색으로 염색된 상태를 말한다. 한의학에서는 오달(五疸), 즉 황달(黃疸), 주달(酒疸), 곡달(穀疸), 여로달(女勞疸), 황한(黃汗) 등 다섯 종류로 구분한다.

황달

황달은 습과 열이 체내에 축적되어 생기는 것으로 마땅히 땀이 나야 할 때 나지 않거나 소변이 나와야 할 때 나오지 않아 발생한다.

얼굴과 목, 손톱, 소변 등이 모두 황색을 띠게 되고 항상 배고픈 듯하며 땀이 없다. 피로 권태하여 늘 누우려고 한다.

인진쑥(茵蔯, 사철쑥)을 찧어서 즙을 내어 마시거나 약쑥을 달여 마신다. 참외꼭지, 오이꼭지, 질경이, 각종 동물의 쓸개 등이 좋고 처방으로는 인진오령산(茵陳五笭散)을 쓴다.

주달

주달은 술 때문에 생긴 것으로 눈과 소변이 노랗고 얼굴엔 붉은 반점이 생긴다. 식사를 제대로 할 수 없으며 구역감이 있고 소변이 불리(不利)하다. 심중열(心中熱), 족열(足熱) 등이 있어 가슴이 답답하다. 피부가 검어지고 코에 종기가 생긴다.

밀싹을 짓찧어 즙을 내어 마시면 아주 좋고 칡뿌리를 달여 마시거나 칡꽃을 말려서 3g씩 물에 우려 마셔도 좋은 효과가 나타난다. 미나리즙, 두부가 좋으며 치자대황탕(梔子大黃湯) 등의 처방이 있다.

곡달

곡달은 위장의 열로 인하여 밥을 먹어도 늘 배고파하는 사람이 과식하여 음식이 정체되어 생긴 것으로 신체 전신이 황색이고 식욕이 감퇴되며 소변이 제대로 통하지 않는다. 추웠다 더웠다 하며 식사를 마치면 어지럽고 배가 더부룩하고 가슴이 답답하다.

잉어나 붕어, 미나리를 달여 마시거나 무를 찧어서 즙을 내어 마신다. 수세미를 밀폐한 그릇에서 태워 가루를 내어 한 번에 7.5g 정도 먹는다. 처방으로는 인진치자탕 등을 응용한다.

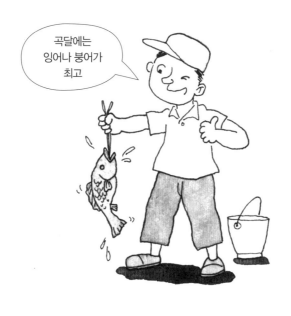

곡달에는
잉어나 붕어가
최고

여로달

여로달은 신달(腎疸) 또는 색황(色黃)이라고도 하며 노동을 한 후
피로할 때나 배고플 때, 성관계를 지나치게 할 때 온다.

신체와 눈, 소변 등이 노랗고 이마 위는 검게 되며 식욕이 감퇴된
다. 대변은 검은 연변이고 방광이 급하여 소변을 자주 보게 된다.
발열과 오한이 있고 손바닥과 발바닥에 열이 있으며 아랫배가 딴
딴한 증상을 보인다.

감자와 결명자, 국화, 돌나물, 번데기 등이 좋고 꿀 3수저와 호
두 3개를 공복에 먹는다. 대표적인 처방으로는 진교음자(秦艽飮子)
를 들 수 있다.

황한

황한은 황달 증상이 심해지면 생기는 것으로 땀을 흘리면 옷이 노랗게 물든다. 발열하고 갈증이 있으며 전신이 가볍게 붓고 가슴이 그득하다. 석류, 오배자, 복숭아나무잎, 우렁이, 민들레 등이 좋고 처방으로는 기진탕(氣陳湯)이 좋다.

음황과 양황

한의학에서 황달은 오달(五疸)로 분류될 뿐 아니라 크게는 음황(陰黃)과 양황(陽黃)으로 분류되기도 한다. 음황은 비허(脾虛)와 어조(瘀阻, 어혈로 막히는 것)에 의해 이루어지며, 양황은 습·열에 편재하거나 표증(表病)을 겸하기도 한다.

비허로 오는 음황은 황색을 띠면서도 연기에 그을린 듯 탁한 검은빛을 나타내며 전신이 권태롭고 식욕은 감퇴한다. 맥은 느리고 힘이 없으며 혀는 담(淡)하다.

어조로 인한 음황은 간장과 비장이 커지고 옆구리가 창만하면서 통증이 있는데 때에 따라 찌르는 듯하다. 복창만(腹脹滿)하고 얼굴은 검은 황색이다. 맥은 가늘고 혓바닥이 검붉다.

편습(偏濕)에 의한 양황은 귤색 같은 황색이 선명하고 가슴이 답답하며 음식을 조금밖에 먹지 못할 정도로 식욕이 감퇴한다. 배는

창만하고 입은 마르지 않지만 소변은 불리하다. 맥은 완만한 편이고 혀에는 희고 두꺼운 태가 낀다.

편열(偏熱)에 의한 양황은 황색이 선명하고 몸에 열이 나며, 입이 마르고 가슴이 후끈거리며, 대소변이 시원치 않고 배가 부르며 간혹 아프기도 한다. 맥은 빠르면서 힘이 있고, 혀에는 누렇고 두꺼운 태가 낀다.

표증을 겸한 양황은 황색이 선명하며 발열, 오한이 있고 머리가 아프지만 땀은 나지 않는다. 맥은 뜨고 긴장되어 있으며 혀에 희고 두꺼운 태가 낀다.

음황은 한증(寒症), 허증(虛症)에 속하며 양황은 열증(熱症), 실증(實症)에 속한다.

건황(乾黃)은 양황에 속하며, 습황(濕黃)은 음황에 속한다. 건황은 열승(熱勝)한 것이고, 습황은 습승(濕勝)한 것으로 피부와 전신이 황색을 띠나 건황인 경우는 선명한 황색이고, 습황의 경우는 어두운 황색이다. 대소변에서도 건황일 경우는 마르고 굳으나, 습황일 경우는 묽으면서 소변은 불리하다.

오달에서도 황달과 주달은 양황이고 곡달과 여로달은 음황이다.

황달의 치료사례

음황과 양황은 치료에서도 확실하게 구분해야 한다. 고양시에 사는 황대길 씨(54세)는 황달로 오랫동안 고생하다 필자를 찾아왔다. 전형적인 습열(濕熱) 황달, 즉 양황이었다. 위령탕(胃苓湯)의 변방인 인진분리음(茵蔯分利飮)을 1재 투약하니 대번에 나았다. 이때 음황에 사용하는 처방을 쓰면 증세가 더 악화될 수 있다.

황달의 민간요법

황달에 가장 널리 쓰이는 민간요법은 인진쑥을 즙을 내어 마시는 것이다. 돌미나리나 미나리, 무, 칡뿌리를 즙을 내어 마시기도 한다. 더욱 좋은 방법은 참외꼭지나 오이꼭지를 말린 후 가루로 만들어 코 속에 불어넣는 것이다.

약쑥, 두릅나무, 오배자, 민물조개, 잉어, 결명자, 국화, 율무뿌리, 우렁이 중에서 한 가지를 달여서 마시는 것도 황달에 아주 좋다.

황달 치료에 효과적인 한방요법

인진분리음	인진 3돈, 창출 2돈, 적복령·택사 각 1돈 반, 백출·저령·후박·진피·청피·라복자·대복피·봉출 각 1돈, 치자(초)·목향 각 5푼, 생강 3쪽

고혈압_ 양파

우리나라 성인 중 17.5%가 고혈압 환자이면서도 대부분 모르고 있거나 적절한 치료를 하지 않고 있다. 우리나라 사망자 중 전체 사망의 14.8%를 차지하는 질환이 뇌혈관 질환인 중풍이고, 두 번째가 고혈압 및 심장질환으로 전체의 11.5%를 차지하며, 세 번째가 5.5%를 차지한 암이다.

중풍의 가장 중요한 원인이 고혈압임을 생각하면 전체 사망자의 26.3%가 혈압의 영향으로 사망한다고 하겠다. 혈압은 혈관 내로 혈액이 순환할 때 받는 압력이다. 압력이 높으면 혈관이 쉽게 손상되고 심장에 부담이 된다.

뇌혈관이 손상되면 중풍이 발생하고, 심장혈관이 손상되면 협심증·심근경색·심부전 등이 초래되며, 신장 즉 콩팥혈관이 손상되면 신부전증이 올 수 있다. 그러나 공포심을 가질 필요는 없다. 고혈압은 열심히 노력하면 치료할 수 있을 뿐 아니라 이로 인한 합병증도 미리 방지할 수 있다. 고혈압 환자가 가져야 할 마음가짐은 지나친 공포심이 아니다. 고혈압을 이해하고 혈압을 낮게 유지하면 합병증을 예방할 수 있다. 혈압을 낮게 유지하려면 한두 달 또는 1~2년이나 그 이상 노력해야 한다는 사실을 잘 이해하고 실천해야 한다.

세계보건기구(WHO)에서는 정상 혈압을 최고 혈압 즉 수축기 140 미만, 최저 혈압 즉 확장기 90 미만으로 보고 고혈압은 최고 혈압 160 이상, 최저 혈압 95 이상으로 보며 그 중간을 경계 혈압으로 분류하고 있다.

나이가 들어감에 따라 대동맥의 탄력성이 떨어지기 때문에 최고 혈압은 상승하고, 최저 혈압은 저하된다.

본태성 고혈압과 속발성 고혈압

고혈압은 그 원인에 따라 본태성(本態性) 고혈압과 이차성 고혈압 즉 속발성(續發性) 고혈압으로 분류된다.

본태성 고혈압이란 특별한 원인이 알려져 있지 않은 고혈압을 말하고, 이차성 고혈압이란 고혈압의 원인이 되는 특별한 질환이 존재하는 경우를 말한다. 약 80~90%의 고혈압 환자는 본태성 고혈압이고 또한 유전하는 경우가 많으며, 소금 섭취량이 많을수록 악화되는 경향이 있다.

고혈압의 증상은 두통이 있으면서 머리가 무겁고 어지럽다. 때때로 귀에서 소리가 나며 불안감, 피로감, 건망증, 불면에 뒷머리와 목덜미가 뻣뻣해지기도 한다. 가슴이 두근거리고 가슴에 심한 압박감과 조이는 듯한 느낌이 들고 숨이 차다. 기침, 부종, 면열(面熱, 얼굴이 달아오름)이 있고 어깨가 결리며 밤에 소변이 자주 마렵고 흥분을 잘하며 맥이 고르지 못하다. 심하면 시력장애, 지각장애, 경련, 마비, 의식장애까지 오기도 한다.

한의학에서의 고혈압 유형

한의학에서는 고혈압을 궐(厥)이라 표현하는데 이는 기와 혈이 모두 위로 역상(逆上, 거꾸로 올라감)한다는 뜻이며, 간양항승증(肝陽亢升症)이라고도 칭하는데 보통 다섯 가지 유형으로 분류한다.

간열형(肝熱型)

스트레스를 많이 받는 사람에게 오는 신경성 고혈압으로 두통, 어지러움증에 얼굴과 눈이 붉고 입이 마르며 변비증상을 수반한다. 소시호탕 또는 가미귀비탕을 사용한다.

음허양항형(陰虛陽亢型)

마른 사람에게 많이 오는 고혈압으로 어지러움증이 있다. 머리는 무겁고 다리는 가벼우며 귀울음, 화를 잘 냄, 다리 마비감이 오는 증상을 수반한다. 가미상기생탕을 사용한다.

습담중조형(濕痰中阻型)

살찐 사람에게 많이 오는 고혈압으로 가슴이 답답하고 막힌 듯하며 구역증과 어지러움증을 수반한다. 가미순기도담탕을 사용한다.

간신음허형(肝腎陰虛型)

간신음허가 원인이 되어 오는 고혈압으로 어지러움증, 귀울음증, 요통이 있고 다리에 힘이 빠지며 발꿈치가 아프고 밤에 소변이 잦은 증상을 수반한다. 가감하수오탕을 사용한다.

음양양허형(陰陽兩虛型)

신성(腎性) 고혈압과 유사한 고혈압으로 간신음허형의 증상에 다리가 서늘하고 가슴이 두근거리며 답답함, 양기부족, 새벽 설사, 복통 등의 증상을 수반한다. 좌귀음, 우귀음 또는 팔미환을 사용한다.

고혈압의 예방과 치료

고혈압 치료 여부는 보통 확장기 혈압을 기준으로 하여 결정할 때가 많다. 물론 수축기 혈압만 올라간 경우에도 치료는 해야 한다. 단순한 혈압강하제의 장기 복용을 삼가면서 섭생과 위생관리를 철저히 하는 것이 치료와 예방의 지름길이다.

첫째, 고혈압을 조절하기 위해 제일 먼저 해야 할 일은 식이요법이다. 소금 섭취량이 많을수록 고혈압이 악화되며 치료하기 어려우니 짠 음식을 피해야 한다.

둘째, 체중이 정상 이상 불어나면 혈압이 올라가기도 하고 치료에 나쁘다.

셋째, 지방질이 많은 동물성 음식을 많이 섭취하면 동맥경화가 촉진되므로 피해야 한다.

넷째, 규칙적인 운동은 고혈압 자체뿐만 아니라 정상적인 측면에서도 건강에 많은 보탬이 된다. 인간사회가 복잡해짐에 따라 긴장이 계속되면 혈압에 악영향을 주므로 적당한 운동으로 긴장과 흥분을 해소하면 혈압조절에 매우 유익하다.

다섯째, 추운 겨울에 혈압이 상승되니 따뜻한 곳에 있다가 갑자기 찬 바람을 쐬지 말고 외출할 때는 반드시 방한을 충분히 유지해야 한다.

여섯째, 변비를 피해야 한다. 변비는 혈압을 악화시키며 배변 중에 위험한 상태가 올 수도 있다.

일곱째, 과도하거나 과격한 성생활은 피해야 한다.

여덟째, 정신적 안정을 유지해야 한다.

아홉째, 담배, 술, 커피, 각종 설탕이 많이 든 음식, 자극성 음식은 피해야 한다.

열째, 충분한 수면을 취해야 한다.

고혈압에 좋은 식품

  고혈압에 좋은 식품으로는 양파, 메밀, 표고버섯, 다시마, 김, 귤, 토마토, 인삼, 들깨, 냉이, 더덕 등이 있다. 이들은 상승된 혈압을 하강시키는 데 뛰어난 효력이 있다. 양파는 혈관을 청소해주고 피 찌꺼기인 혈전을 녹여주므로 양파즙을 많이 먹으면 혈압이 내려간다.
  메밀국수나 냉면을 상식하는 사람들에게 고혈압 환자가 드물다는 사실은 널리 알려져 있고, 토마토에는 고혈압을 비롯한 심장과 혈관의 질환을 예방하는 물질이 포함되어 있다. 신비의 영약으로 알려진 인삼이 고혈압 환자에게 좋다는 사실은 이미 과학적으로 입증되

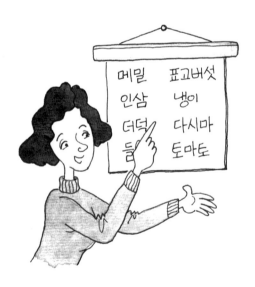

어 있다. 더욱이 인삼이 높아진 혈압을 내리는 동시에 낮은 혈압을 상승시키는 양면 효능을 발휘한다는 사실 또한 이미 발표된 바다.

고혈압에 효과적인 한방처방

소시호탕 (小柴胡湯)	시호 12g, 황금 8g, 인삼·반하 각 4g, 감초 2g, 대추 2개, 생강 3쪽
가미귀비탕 (加味歸脾湯)	산조인(초)·용안육 각 8g, 당귀·백복신·백출·백작약(초) 각 6g, 진피·인삼·맥문동 각 4g, 원지·청죽여 각 3g, 황연·감초 각 2g, 생강 3쪽, 대추 2개
가미상기생탕 (加味桑寄生湯)	상기생·건지황 각 20g, 모려분·구판 각 10g, 하수오·여정실 각 11g, 백작약 12g
가미순기도담탕 (加味順氣導痰湯)	반하 7.5g, 남성·진피·지실·적복령·오약·천궁·백지·백강잠·황연·황금 각 4g, 길경·죽여·원지·감초 각 2g, 생강 3쪽
가감하수오탕 (加減何首烏湯)	모려분 37.5g, 하수오·구판·상기생·자석 각 18.75g, 생지황 15g, 구기자·상심자·두충 각 11.25g
좌귀음 (左歸飮)	생지황·석곡 각 18.75g, 산수유·구기자·우슬·육종용·파극 각 11.25g
청심평혈탕 (淸心平血湯)	희첨(주증)·갈근 각 3돈, 연자육·산약·황정 각 2돈, 라복자 1돈 반, 맥문동·길경·석창포·산조인(초)·용안육 각 1돈, 원자·조구등 각 8푼, 감국·감초 각 5푼. 고혈압, 어지러움증으로 고생할 때 특효

당뇨병_ 뽕나무

당뇨병이란 소변으로 당이 빠져나오는 것으로, 소변 맛이 단 질환이다. 그러므로 당뇨병 환자가 야외에 소변을 보고 난 후 그 자리에 개미들이 바글바글 몰려드는 것을 흔히 볼 수 있다.

요즘에는 기름지고 단 음식을 지나치게 섭취하는 음식문화와 강한 정신적 자극과 향락문화와 더불어 당뇨병 환자가 기하급수적으로 증가하고 있다. 따라서 당뇨병을 문화병·부자병 또는 고급병이라고도 한다.

당뇨병의 원인

양의학적 측면에서 살펴본 당뇨병의 원인은 내분비 계통의 뇌하수체, 갑상선, 부신, 흉선의 내분비 호르몬 이상으로 보며 불규칙적인 식사, 운동부족, 비만 체질, 심신 과로, 과음, 과색, 부신피질 호르몬 또는 신경통, 류머티즘, 관절염, 기관지 천식의 약제를 장기간 과용하는 것에 의하여 생긴다고 보지만, 아직까지도 당뇨병의 원인은 명확하게 규명되지 않았다.

일반적으로 췌장의 랑게르한스섬의 β세포에서 인슐린 분비가 부족한 것으로 보며 내분비선의 일종인 인슐린의 조절기능 상실이 당뇨병의 직접적 원인이 된다고 알려져 있다.

한의학에서는 당뇨병을 소갈병이라고 하는데 이는 고량진미 등 기름진 음식을 과다 섭취하게 되면 체내에서 습열이 발생해 몸의 수분과 진액이 마르는 소갈의 증상이 나타난다는 데서 비롯한 이름이다. 또 긴장된 감정과 칠정(七情)의 과도로 간기(肝氣)가 뭉쳐 열을 발생하면 폐와 위의 진액을 소모시켜서 소갈이 나타나기도 한다.

칠정의 감정 중 번뇌의 고민을 지나치게 하면 신음(腎陰)이 소모되어 발생하고, 신정(腎精)의 지나친 소모 등으로 장부에 열이 성(盛)해져서 소갈이 나타나기도 한다.

당뇨병의 증상

다음(多飮), 다식(多食), 다뇨(多尿)의 3다 증상이 특징이다. 즉 목이 말라 물을 많이 마시고 먹어도 자꾸 배고파서 또 먹게 되며 소변을 많이 보게 되는 증상을 말한다.

이와 더불어 피로, 권태, 시력장애, 성욕감퇴, 체중감소 등이 현저

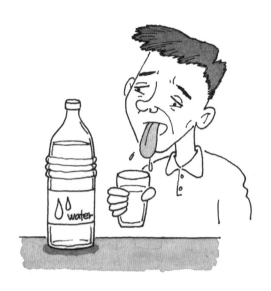

하게 나타난다. 그외에도 외음부의 소양감을 일으키기도 하며 신경통, 백내장, 폐결핵, 치조농통 등을 일으키기 쉽다.

경증일 때는 위와 같은 증상이 별로 나타나지 않다가 우연한 기회에 당뇨병을 발견하는 경우가 많으므로 가끔 진찰을 받아보는 것이 좋다.

한의학에서 당뇨병

한의학에서는 당뇨병을 상소(上消, 심·폐의 열로 발병), 중소(中消, 비·위 등 소화기계의 열로 발병), 하소(下消, 신장·생식·배설 계통의 열로 발병) 세 가지로 분류하고 이에 따라 치료한다.

상소는 심(心)·폐(肺)의 열이 원인이 되며 상초(上焦)에 열이 많기 때문에 가슴속이 답답하고 혀와 입이 말라붙으며 입에 갈증이 심하여 물을 다량으로 많이 마시게 된다. 또 소변을 자주 보게 되어 진액이 빠진다.

물을 한 사발 마시면 맑은 소변은 두 사발을 보게 되며 음식 섭취는 적으나 대변은 많다. 혓바닥은 붉고 벌게지며 호흡기의 중추를 수반하게 된다.

한방 처방으로는 맥문동음자(麥門冬飲子), 백호탕(白虎湯), 생진양혈탕(生津養血湯), 청심연자음(淸心蓮子飮) 등을 사용한다.

중소는 많이 먹고 많이 배설하는 것으로 게으르고 살찐 사람의 고량진미 병이다. 기름지고 단 음식을 많이 먹으면 살이 찌고 피부가 치밀하여 양기가 밖으로 배설되지 못하는 까닭에 속으로 열이 많아지게 되어 목이 마르고 물을 많이 마시게 된다.

곡식을 소화하나 배고픔을 자주 느끼고 음식을 배로 먹어도 여위며 땀을 많이 흘린다. 소변은 붉고 누르며 달고, 대변은 바싹 마르게 된다.

처방으로는 조위승기탕(調胃承氣湯), 청량음자(淸凉飮子), 순기산(順氣散) 등을 사용한다.

하소는 열이 하초(下焦)에 생기는 것이니 과도한 주색이나 신장질환으로 발병한다. 정력이 급격히 떨어지며 소변을 자주 보게 되고 소변이 탁하면서 거품이 보인다.

정(精)과 진액이 말라 물을 많이 마시게 되며, 귓바퀴가 마르고 거칠게 된다. 하체와 무릎이 말라서 가늘어지고 하지골절이 저리고 통증이 오게 된다.

처방으로는 가감팔미원(加減八味元), 녹용환(鹿茸丸), 보신지황원(補腎地黃元)을 사용한다.

이렇듯 당뇨병은 세 가지로 분류되므로 증후에 따라 정확하게 진찰해 이에 맞는 처방을 선택해야 한다.

치료사례

상계동 원광사에 있는 46세 된 스님 한 분이 여러 해 동안 당뇨로 고생하면서 약국에서 구입한 인슐린과 육미지황환을 복용하다 치료가 안 되어 필자를 찾아왔다.

그 스님은 상초에 열이 많고, 맥은 빠르고 힘이 있는데 가슴이 답답하고 갈증이 심했다. 혀는 홍색을 띠고 천식기가 있으며, 당 수치는 456이었다. 전형적인 상소증이었는데 육미지황환은 하소증에 쓰는 처방이다. 진단과 처방이 잘못되니 병이 나을 수 없었던 것이다. 스님에게 상소증 처방인 백호탕을 쓰니 2개월 만에 완치되었다.

당뇨에는 치료약이 수도 없이 많으나 오용하지 말고 전문 한의사를 찾아가 상의하는 것이 바람직하다.

당뇨병환자가 금해야 할 사항

요병에서 금기해야 할 사항은 첫째는 술, 둘째는 성욕 과다, 셋째는 태운 음식, 맵고 짠 음식과 밀가루 음식, 고량진미 등 기름진 음식이다.

모든 질병을 잘 낫게 하려면 환자 스스로 편안한 마음으로 임해야 한다는 것은 잘 알고 있는 사실이다. 당뇨병은 특히 정신상태와 밀접한 관계가 있는 병이다. 이는 정신적 불안을 겪고 있는 환자의 경우 일시적으로 혈당이 오르고 증세가 악화되는 현상으로 잘 알 수 있다. 가족 중 당뇨를 앓고 있는 사람이 있다면 항상 마음의 평정을 유지하는 가운데 건강을 되찾을 수 있도록 하는 주변의 배려가 중요하다.

당뇨병에 좋은 민간요법

- **달팽이:** 프랑스 사람 중에는 당뇨병 환자를 찾아보기 힘들다. 프랑스 사람들이 즐겨 먹는 인기 요리이며 전문식품이 달팽이이기 때문이다.
- **두릅나무:** 나무, 껍질, 뿌리 모두 또는 각각 달여서 마시면 좋다.
- 구기자, 개구리밥(부평초), 녹두, 메주콩, 검은콩, 미나리, 적설초(연전초), 해당화 뿌리, 토란, 마(산약), 매실, 쑥, 모과, 배, 오미자

모두 단방약으로 좋다.

- **뽕나무:** 뽕나무의 뿌리껍질, 가지, 잎 등도 모두 당뇨에 쓰이는 한약재다. 뽕나무 뿌리는 한방에서 상백피(桑白皮)라 하는데 삶아서 차 대용으로 마신다. 뽕나무잎은 가루로 하여 먹는다.
- **누에:** 가루로 만들어 먹고 누에번데기는 달여서 수시로 마신다. 누에똥을 말려서 먹거나 누에오줌을 추출하여 먹으면 당뇨에 그만이다. 누에에서 추출된 물질이 당뇨에 특효라는 양방 의사의 연구 결과도 있었다. 누에는 천 년 전부터 당뇨에 쓰인 한약재다.

당뇨병에 효과적인 한방요법

청위산 (淸胃散)	인삼·잠소 각 3돈, 석고 2돈, 백출·건강·연자육·진피·석창포·맥문동·부자(포) 각 1돈
청심연자음 (淸心蓮子飮)	상심자 1냥, 연자육·인삼 2돈 5푼, 황기·적봉령 각 2돈, 황금·차전자(초)·맥문동·지골피 각 1돈 5푼, 감초 8푼

부종_ 검은콩

부종은 수종(水腫)이라고도 하며 몸이 붓는 증상이다. 수종은 비장, 폐장, 신장의 불균형으로 발생하는데, 수(水)는 음에 속하므로 그 근본은 신장에 속하고 비장, 폐장과도 관계가 있다.

양수종과 음수종

수종은 크게 양수종과 음수종으로 나뉜다. 양수종(陽水腫)은 외적인 영향으로 발생하며 먼저 상체부터 붓는다. 반면 음수종(陰水腫)은 내적인 원인으로 발병하며 하체부터 붓는다.

양수종은 모진 비나 이슬을 맞거나 무리하게 하천을 건널 때 또는 바람, 추위, 더위, 습기에 손상됐을 때 발병할 수 있으며 증상은 얼굴과 눈이 붓는다. 그런 다음 상체가 먼저 붓고 계속해서 전신으로 퍼져나간다. 바람을 싫어하며 뼈마디가 쑤시고 아프다. 열이 나

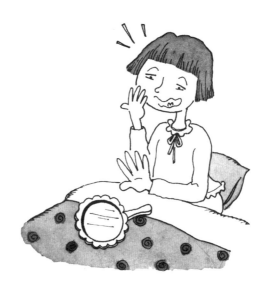

기 때문에 가슴이 답답해지고 입이 마르며 갈증이 나고 대소변이 잘 나오지 않는다. 한방에서는 팔정산(八正散)이나 패독산(敗毒散)에 마황, 방풍, 치자를 더하여 치료한다.

음수종은 물이나 차, 술을 지나치게 마시거나 굶었다가 갑자기 지나치게 먹었을 때 발병한다. 또는 힘든 일을 지나치게 하거나 성생활을 지나치게 할 때 온다. 증상은 한쪽 몸이 붓거나 다리에서부터 붓기 시작한다. 얼굴색은 창백해지고 소변은 희며 양이 적고 대변은 약간 묽다. 몸이 싸늘해지며 혀는 백색을 띠게 되고 맥은 느리다. 한방에서는 위령탕(胃苓湯), 부원단(復元丹)을 대표적으로 사용한다.

붓는 부위와 원인의 관계에 따라 부종은 열 가지로 분류되는데 한의학에서는 십수종(十水腫)이라고 한다.

- **청수(靑水)**: 좌우 옆구리부터 붓기 시작하며 간장과 관련이 있다. 화를 지나치게 내거나 음주과다로 온다.
- **적수(赤水)**: 혓바닥 밑에서부터 붓기 시작하며 심장과 관련이 있다. 심장의 열이 과다하게 생겨서 온다.
- **황수(黃水)**: 허리와 복부부터 붓기 시작하며 비장과 관련이 있다. 과다한 생냉물의 섭취로 온다.
- **백수(白水)**: 다리부터 붓기 시작하며 폐장과 관련이 있다. 호흡기 질환 때문에 온다.
- **흑수(黑水)**: 외신(外腎, 생식기)부터 붓기 시작하며 신장과 관련이 있다.
- **현수(玄水)**: 얼굴부터 붓기 시작하며 생식기와 관련이 있다. 이른바 신성부종이 여기에 속한다.
- **풍수(風水)**: 팔다리부터 붓기 시작하며 뼈와 관련이 있다.
- **석수(石水)**: 신장부터 붓기 시작하며 방광과 관련이 있다.
- **고수(高水)**: 아랫배부터 붓기 시작하며 소장과 관련이 있다.
- **기수(氣水)**: 신경을 과도하게 쓰면 부종이 심해지고 신경을 또 쓰면 더해지며 대장과 관련이 있다.

다음과 같은 경우는 치료하기가 어려운 증상이다.

- 음낭과 음경이 모두 부은 경우는 치료하기가 어렵다.

- 배를 눌러 함몰자국이 있으면 치료하기가 쉬우나 팽팽히 부어 있
  거나 부기가 지나쳐 배꼽이 튀어나온 것은 치료하기가 어렵다.

- 남자의 경우 부기가 상부에서 점차 하부로 내려오는 경우는 치
  료하기가 쉬우나 하부에서 상부로 올라갈 경우는 치료하기가
  어렵다. 여자의 경우 부기가 하부에서 상부로 올라가는 경우는
  치료하기가 쉬우나 상부에서 하부로 내려가는 경우는 치료하
  기가 어렵다.

- 대체로 부기가 복부에서 팔다리로 가는 경우는 치료하기가 쉬
  우나 팔다리에서 복부로 가는 경우는 치료하기가 어렵다.

- 머리에 청색의 근육을 띠며 입술이 붓고 검은색을 띠거나 입을
  벌리고 치아가 검게 변색이 되면 치료하기가 어렵다.

- 손바닥이 부기로 편평해지고 손바닥의 손금이나 지문이 부기
  에 의해 퍼져 보이지 않을 때도 치료하기가 어렵다.

- 호흡곤란이 수반되거나 식사를 못 하고 설사할 경우도 치료하
  기가 어렵다.

부종의 치료

부종에는 무엇보다도 안정을 취하는 것이 중요하다. 좋은 약을 복용하더라도 안정을 취하지 않으면 효과가 없다. 따라서 과도한 운동, 격심한 정신적 긴장 등은 해롭다.

단백질은 가능하면 많이 섭취하고 몸을 따뜻하게 유지해야 한다. 추울 때 신장 혈행이 나빠져 병세가 악화될 수 있다. 몸을 따뜻하게 유지하면 현행 상태를 원활하게 하므로 신장기능을 회복하는 데 도움이 된다. 술을 피하고 향신료(후추, 고추, 냉이, 카레 등)를 제한한다.

부종이 심하고 소변이 나쁘게 나올 때는 과일이나 과즙을 제한해야 한다. 칼륨이 많은 과일이나 과즙은 피 속의 칼륨 농도를 높여서 심장에 부담을 주기 때문이다.

부종의 세 가지 금기사항

부종에는 세 가지 금기사항이 있는데 이것을 꼭 지켜야 한다.

첫째, 염분섭취를 금한다. 소금보다 식초를 조금 넣어 먹는 것은 좋다.

둘째, 단 음식, 단 약재는 피한다. 단것은 습기를 조장하여 병세를 악화하기 때문이다.

셋째, 침을 금한다. 침을 맞으면 그 자리에서 물이 나와 위독해지는 경우가 많은데, 이때 피부의 저항력이 약해져 세균의 침범을 당하기 쉽다.

민간요법

검은콩은 부종을 다스리는 신기한 효과가 있다. 검은콩 1되와 물 5되를 3되가 될 때까지 달인다. 이것을 술 5되에 넣어 다시 달여 3되까지 되면 건더기를 버리고 세 번에 나누어 먹는다.

율무쌀을 끓여서 차로 마셔도 좋고 죽을 쑤어 먹어도 좋다.

호박 윗부분을 잘라내고 속을 파낸 뒤 그 속에 꿀을 넣고 푹 찐 후 그 속의 물을 먹는다. 특히 얼굴이 잘 붓는 데 효과가 있다.

뽕나무 뿌리껍질인 상백피를 삶아서 마신다. 호흡곤란이 따르는 부종에 효과가 있다.

상륙과 잉어를 함께 삶아서 먹는다. 십수종에 모두 잘 듣는다.

이밖에 옥수수수염, 택사, 붉은콩, 돼지간 등도 효과가 있다.

부종에 좋은 한방요법

십수환은 대극(청수의 경우 양을 두 배), 정력자(적수의 경우 양을 두 배), 감수(황수의 경우 양을 두 배), 상백피(백수의 경우 양을 두 배), 연교(흑수의 경우 양을 두 배), 원화(현수의 경우 양을 두 배), 택사(풍수의 경우 양을 두 배),

고본(석수의 경우 양을 두 배), 파두(고수의 경우 양을 두 배), 적소두(기수의 경우 양을 두 배)이다.

이 10가지 약물을 등분한다. 질병에 따른 주된 약물을 배로 하여 가루를 내어 꿀로 오동나무씨 크기로 환을 만들어 하루에 3~5환씩 3회 먹는다.

부종의 통치방으로는 보중치습탕, 가미위령탕, 가감유기음자가 있다.

보중치습탕 (補中治濕湯)	창출·택사 각 3돈, 부자(포)·적복령 각 2돈, 후박·진피·인삼·상백피·대복피·우슬(주초)·건강(포)·상륙(초)·감초 각 1돈
가미위령탕 (加味胃苓湯)	창출 2돈 반, 택사 2돈, 백출·적복령·후박·목통·구맥 각 1돈 반, 진피·저령·차전자·대복피·라복자·빈랑·지각 각 1돈, 초과·목향 각 5푼(分). 비위가 허약하여 얼굴과 배에 부종이 심하고 소변이 잘 안 나올 때 사용한다.
가감유기음자 (加減流氣飮子)	향부자 2돈, 대복피·진피 각 1돈 반, 적복령·반하(강제)·백출·지각·목통·택사·오약·청피·저령·차전자 각 1돈, 소엽·길경·등심 각 7푼, 목향 5푼, 생강 3쪽. 신경성, 식울성(食鬱性) 부종, 배가 창만한 경우에 사용한다.

두통_ 고추

머리란 육부(六腑)의 양기(陽氣)를 깨끗이 하는 곳이며, 오장(五臟)의 혈(血) 중에서 가장 정화된 것이 모여 있는 곳이다. 이 머리 부위에서 일어나는 모든 동통을 '두통'이라고 한다.

두통의 일반적 원인

두통은 남자보다 여자에게 많으며 정신적 작업에 종사하는 문명인에게 더 많다. 요즘에는 불안, 초조, 우울, 긴장 등 뇌의 실질에는 아무 이상이 없이 심리적 요인으로 두통이 야기되는 경우가 많다.

피로했을 때, 불쾌한 냄새를 맡

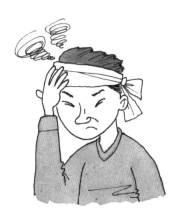

았을 때, 일산화탄소에 중독되었을 때, 공기가 좋지 않은 곳에 있을 때, 알레르기성 물질에 접촉되었을 때도 두통을 일으킨다.

이외에도 두통의 원인은 감기, 중독, 과음, 변비, 중이염, 축농증, 신우신염, 동맥경화증, 고혈압, 저혈압, 뇌종양, 뇌출혈, 갱년기 장애, 히스테리, 간질 등 셀 수 없이 많다.

원인에 따른 두통의 종류

한의학에서는 두통을 일으키는 원인에 따라 15가지로 분류하고 치료와 처방도 원인에 따라 분류한다.

풍한두통(風寒頭痛)

감기로 인한 두통을 말하는 것으로 바람을 싫어하고 오한이 나며 발열이 있고 신체가 뻐근하면서 아프다.

습열두통(濕熱頭痛)

여름철에 습기가 많은 장소에서 잠을 잤을 때 오는 두통으로 부종도 함께 온다. 이마나 머리가 붓고 누르면 아프다. 가슴이 답답하며 두정부(頭頂部)에 화끈거리는 통증이 온다.

궐역두통(厥逆頭痛)

몹시 추운 겨울에 돌아다니다가 차가운 사기(邪氣)의 침입을 받아 생기는 두통으로 치통까지 병발한다.

기허두통(氣虛頭痛)

기가 허하여 오는 두통으로 귀에서 소리가 나고 과로하면 더욱 심하고 태양혈(太陽穴, 눈썹 끝부분 연장선과 눈의 끝부분 연장선이 서로 만나는 부위)에 통증이 심하다.

혈허두통(血虛頭痛)

혈이 허하여 일어나는 두통으로 어미혈(魚尾穴, 눈썹 끝부분)과 그 옆으로 머리가 난 부분 사이로부터 그 위쪽으로 통증이 생기고 어지러우며, 오후에 통증이 심하다.

열궐두통(熱厥頭痛)

체내에 열이 축적되어 생기는 두통으로 가슴에 번열(煩熱)이 있으며, 찬 바람을 쏘이고 나면 두통이 수그러들고 따뜻한 곳에 있으면 통증이 심해진다.

습궐두통(濕厥頭痛)

비를 자주 맞거나 습기가 많은 지역에서 잠을 자면 생기는 두통으로 날씨가 흐린 저기압일 때 심하고, 머리가 어지러우며 부종을 수반한다.

담궐두통(痰厥頭痛)

간과 비의 기능 이상으로 담이 생겨서 오는 두통이다. 두통과 어지러움증으로 눈을 뜨지 못하며 몸이 무겁고 구역질이 난다.

진두통(眞頭痛)

두통이 극심하여 뇌까지 이른 것으로 손발이 차갑고 시리며 치통이 있고 손톱은 청색을 띤다.

취후두통(醉後頭痛)

간허(肝虛)나 위한(胃寒)으로 오는 두통으로, 간허는 음주 후 주독을 간에서 해독하지 못하는 데서 오고, 위한은 위의 기능저하로 술 자체를 소화시키지 못하는 데서 온다. 두통과 더불어 입맛이 없고 악심(惡心) 증상이 나타난다.

미릉골통(眉稜骨痛)

대부분 담이나 화로 오는 것으로 미릉골(눈썹·뼈)에 통증이 오고 낮에는 약하나 밤에 더욱 심해진다.

신허두통(腎虛頭痛)

지나친 성생활로 신장이 약해져서 오는 두통으로 성교 후 두통이 심하고 식은땀을 흘리며, 요통이 오고 다리에 힘이 없다.

식적두통(食積頭痛)

위기능이 약해져서 오는 두통으로 소화불량이 잘 오며, 식사 후 앞머리에 통증이 온다.

어혈두통(瘀血頭痛)

타박상으로 머리에 손상을 입었을 때 일어나는 두통으로 머리가 어지럽고, 침으로 쿡쿡 쑤시는 것 같다. 야간에 통증이 더욱 심하며, 대변이 굳고 검은색을 띤다.

신경성 두통

신경을 많이 써서 생기는 두통으로 신경을 많이 쓰면 통증이 심하고 밤에 잠을 못 자며 입이 쓰고 식사를 못 한다.

두통의 치료

두통은 원인에 따라 처방이 달라진다. 만성 환자일수록 진통제에 의지하는데 이는 위험하다. 습관성에 의한 중독 증상, 무서운 신경장애 등이 올 수 있다.

피로하거나 환기가 나쁜 환경, 술과 담배의 대량 섭취 등으로 일어나는 일반적인 두통은 해로운 행동이나 물질, 환경을 피하도록 한다.

정신의 안정, 영양가 있는 음식, 적절한 운동이 필요하고 변비가 없도록 해야 한다. 두통의 원인이 되는 요소를 피하거나 제거해야 하는 것이 무엇보다 중요하다.

민간요법

- 두통에 좋은 식품으로는 옥수수, 미나리, 메밀, 참깨, 무즙, 쇠골, 파, 검은콩, 칡뿌리, 결명자 등이 있다. 특히 돼지의 뇌에 천궁과 된장을 넣어 끓여 먹으면 모든 두통에 특효가 있다.
- 두통을 치료하는 방법으로 고추에 발을 넣는 것이 효과가 뛰어나다. 뜨거운 물에 고추를 채우고 발을 담그는 것인데 금방 머리에서 피가 내려오는 느낌이 든다.
- **옥수수:** 옥수수기름을 하루에 3~4회 1스푼씩 복용한다. 편두통에 좋다. 옥수수차는 고혈압성 두통에 효과가 있다.
- **파:** 파뿌리를 달여 마신다. 감기로 인한 두통에 효과적이다.
- **메밀:** 볶은 메밀껍질 10g, 파뿌리 두 개를 달여 마시면 감기로 인한 두통에 효과가 있다.

- **미나리:** 숙취로 인한 두통인 '취후두통'에 효과가 좋다.
- **무즙:** 콧구멍에 불어넣는다. 편두통이 왼쪽에 나타날 경우엔 왼쪽 콧구멍, 오른쪽에 나타날 땐 오른쪽 콧구멍에 불어넣는다. 식적두통에도 효과적이다.
- **참외꼭지가루:** 콧구멍에 불어넣는다. 축농증으로 인한 두통에 효과적이다.
- **도꼬마리잎:** 말려서 가루를 복용하며 풍한두통에 효과적이다.
- **쇠골[牛腦]:** 삶아 먹으며 기허두통에 효과적이다.
- **칡뿌리:** 감기로 인한 두통, 취후두통, 미릉골통에 효과적이다.
- **결명자:** 초결명씨 20g을 물 700mL에 달여 하루에 3회 복용한다. 통변이 쉽게 된다. 변비로 인한 두통에 효과가 뛰어나다. 당근과 사과를 즙을 내어 식전에 상복하는 것도 변비를 없애 두통에 효과적이다.
- **백지와 천궁:** 이 두 가지 약재를 각각 10g씩 쇠꼬리곰탕에 넣어 달여서 하루에 3회 복용한다. 편두통, 혈허두통에 효과적이다.
- **잔대:** 풍열을 없애고 머리를 맑게 하며 피로해소에 좋다.

지압요법

정수리에서 미간으로 내려오는 전두부의 급소인 천도를 지압하면 모든 두통에 잘 듣고 주먹을 쥐고 가운뎃손가락 첫 번째 마디를 눌러도 효과가 있다.

전두엽은 머리 꼭대기 바로 아래 전액부(前額部) 방향, 머리카락이 난 곳에서 5cm 떨어진 곳으로 편두통, 만성 두통에 효과가 있다.

편두통에는 객주인(客主人, 관자놀이), 전두통에는 사백(四白, 눈동자를 똑바로 정면으로 향하고 그 눈동자 바로 아래 2~2.5cm 정도), 후두통에는 곡단(견갑골 상당부 중 가장 높은 부위의 바로 위), 신경성 두통에는 사죽공(絲竹空, 눈썹 끝부분의 바로 옆)이 효과가 뛰어나다.

두통에 좋은 한방요법

한방치료는 15가지 두통의 원인을 찾아내 처방과 함께 침치료를 하면 완치될 수 있다.

청상견통탕 (清上蠲痛湯) 가감방	황금(주초)·당귀·천궁·강활·독활·창출·방풍·백자·맥문동·백작약 각 1돈, 고본 7푼, 형개·만형자·감국 각 5푼, 세신·박하·유향·몰약·감초 각 3푼, 생강 3쪽

부록

알아두면 좋은
한방약재와 약효

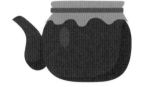

약명	재료	약효
갈근 (葛根)	칡의 뿌리	진통·발한·해열·지사제로서 감기로 인한 오한, 발열, 열병의 구갈 및 소갈증, 두통, 숙취해소에 효과가 있다.
감국 (甘菊)	국화의 꽃봉오리	소염·해열·해독·진정·혈압강하제로서 감기, 이명증(귀울음), 두통, 현기증, 눈병, 종양의 통증에 효과적이다.
감초 (甘草)	감초의 뿌리	진통·진해·거담·해독제로서 해수, 천식, 위경련이나 위통, 위궤양 등에 쓰인다.
강활 (羌活)	강활(강호리)의 뿌리	발한·진통·해열·이뇨제로서 오한, 발열, 유행성 감기로 인한 편도선염, 모든 관절통, 근육통에 좋다.
개자 (芥子)	갓의 씨, 겨자씨	발한·거담·진해제로서 식욕증진, 신경통, 폐렴 등에 쓰인다.
건강 (乾薑)	말린 생강	건위(비위를 튼튼하게 해줌)·정장제로서 신진대사를 촉진하고 배의 냉통, 복통, 흉부 냉통, 수족냉증 등에 효능이 있다.
결명자 (決明子)	초결명의 씨앗	강장·이뇨·혈압강하제로서 변비, 시력 보호 및 눈의 피로, 간장기능 강화, 야맹증에 쓰인다.
계내금 (鷄內金)	닭의 모래집	소화불량·유뇨·유정 등에 효과가 있다.
계피 (桂皮)	계수나무의 껍질	발한·해열·진통·건위·정장제로서 감기, 두통, 발열, 신체 동통, 관절염 완화에 효과적이다.
고삼 (苦蔘)	고삼(도둑놈의 지팡이) 뿌리	소담(담을 없애줌)·해열·살충 효과가 있으며 치질, 피부병, 황달 등에 사용한다.

약명	재료	약효
과루근 (천화분)	하눌타리 뿌리	해열·지갈(갈증을 없애줌)·거담제로서 구갈 및 소갈증, 창양종독 등에 쓰인다.
과루인 (瓜蔞仁)	하눌타리 씨앗	거담·진해·진통·소염제로서 해수, 천식, 변비 등에 효과가 있다.
곽향 (藿香)	곽향의 전초	해열·방향성 건위제로서 식욕부진, 소화불량, 두통, 오심구토, 설사, 급성 위염 등에 효과가 있다.
관동화 (款冬花)	머위의 꽃봉오리	진해·거담제로서 해수(기침), 기관지 천식 등에 효과적이다.
괴화 (槐花)	회화나무의 꽃봉오리	지혈·진통·수렴·청열제(열을 내려줌)로서 각종 출혈증 및 고혈압 치료에 쓰인다.
구기자 (枸杞子)	구기자나무의 열매	강장·보양 효과가 있으며 간장기능 강화, 만성 피로, 시력감퇴, 신경쇠약, 두통 등에 좋다.
금은화 (金銀花)	인동꽃	해열·해독·살균·정혈(피를 맑게 해줌)·이뇨제로서 감기 초기, 편도선염, 임파선 결핵, 장염, 관절염 등에 효과가 있으며 화농성 질환의 발열이나 매독에도 쓰인다.
길경 (桔梗)	도라지의 뿌리	거담·진해제로서 기침, 가래, 기관지 천식, 편도선염 등에 효과가 있으며, 가슴과 목의 통증 완화, 화농성 질환에도 좋다.
녹두 (綠豆)	녹두의 종자	청열·해독·소서(더운 것을 식혀줌)작용이 있으며 여름철 번갈이나 농약에 중독되었을 때 쓰인다.

약명	재료	약효
녹용 (鹿茸)	매화록(꽃사슴) 또는 마록의 어린 뿔	강정·보온 효과가 있으며 체력증진, 피로해소, 발기부전, 조루, 이명증, 현기증, 허리나 무릎의 허약, 각종 부인병에 쓰인다.
단삼 (丹蔘)	단삼의 뿌리	활혈(活血, 피순환을 잘되게 해줌)·조경(調徑, 월경을 고르게 해줌)·진통제로서 생리불순, 산후어혈 및 복통, 열병으로 인한 불면이나 정신불안, 간장종대, 동맥경화성 심장병, 류머티즘 등에 쓰인다.
당귀 (當歸)	당귀의 뿌리	보혈·진통·진정·강장제로서 어혈을 풀어주고 피를 맑게 해주며, 저혈압, 협심증, 중풍, 산후복통 등에 효과가 있다.
대계 (大薊)	엉겅퀴의 전초	양혈·지혈제로서 각종 출혈증 및 어혈, 타박종통 등에 쓰인다.
대복피 (大腹皮)	빈랑의 껍질	이뇨·행기(行氣, 기의 순환을 좋게 해줌)작용이 있으며 임신중독증, 간경화 등에 쓰인다.
대조 (大棗)	대추 열매	강장·진해·이뇨제로서 기침, 복통, 부인 장조증 등에 효과가 있으며 주로 인삼, 백출과 배합하여 사용된다.
대황 (大黃)	장군풀의 줄기뿌리	소염·배농(고름을 나오게 해줌)·지사제로서 설사, 만성 변비, 황달, 소변이상 등에 쓰인다.
도인 (桃仁)	복숭아 씨앗	진통·소염·구어혈(어혈을 풀어주는 작용)제로서 생리불순, 변비 등에 쓰인다.
독활 (獨活)	땅두릅(멧두릅)의 뿌리	발한·진통·거풍(풍을 없애줌)제로서 감기, 부종, 관절통, 좌골신경통, 디스크 등에 효과가 있다.

314

약명	재료	약효
동충하초 (冬蟲夏草)	동충하초	강장·진정·진해제로서 빈혈, 자한, 도한, 병후 허약, 식은땀, 발기부전, 양위, 유정 등에 쓰인다.
두충 (杜沖)	두충의 껍질	강장·진통·진정·안태·혈압강하제로서 기력 및 정력증진, 발기부전, 고혈압, 임신하혈, 태동불안 등에 효과가 있다.
마자인 (麻子仁)	삼의 씨	자양·진통·진해제로서 기침 억제, 노인이나 허약자의 만성 변비 등에 효과가 있다.
마황 (麻黃)	마황의 지상부	발한·해열·거담·진해제로서 해수, 천식, 기관지염, 오한, 발열, 수종 등에 쓰인다.
만삼 (蔓蔘)	만삼의 뿌리	강장·건위·구갈(갈증을 없애줌)·생진(生津, 진액을 만들어줌) 효과가 있으며 빈혈, 백혈병, 번갈 등에 쓰인다.
만형자 (蔓荊子)	순비기나무의 열매	소풍(疎風, 풍을 없애줌)·산열·진통·진해제로서 두통, 치통, 중이염 등에 쓰인다.
맥문동 (麥門冬)	맥문동(겨우살이)의 뿌리	자양·강장·거담·진해·해열·이뇨 효과가 있으며 만성 기관지염, 폐결핵, 당뇨병의 치료약으로 쓰인다.
맥아 (麥芽)	엿기름(보리를 싹 틔워 말린 것)	소화·건위제로서 소화불량, 식욕부진, 흉부팽만 등에 쓰인다.
모려 (牡蠣)	굴조개의 껍질	진정·강장·건위제로서 위산과다, 유정, 불면증, 정신불안, 식은땀 등에 효과가 있다.

약명	재료	약효
목단피 (牧丹皮)	목단(모란)의 뿌리껍질	소염·진통·통경제로서 하복부의 혈액 순환 장애, 부인병 질환, 두통 등에 효과가 있다.
목통 (木通)	으름덩굴의 줄기뿌리	소염·이뇨·통경·최유(젖을 잘 나오게 해주는 작용)·진통제로서 신경통, 관절염, 수종, 소변불리, 생리불순, 모유촉진 등에 쓰인다.
목향 (木香)	목향의 뿌리	건위·정장·거담·이뇨제로서 복통, 구토, 소화불량, 식욕부진, 이질, 설사 등에 효과가 있다.
박하 (薄荷)	박하의 잎	방향성 건위·해열·발한·경련 억제 효과가 있으며 감기, 인후의 질환, 소화불량, 두통, 현기증 등에 쓰인다.
반하 (半夏)	반하의 덩이뿌리	거담·진해·진통·이뇨제로서 기침, 인후종통, 임신구토 등에 효과가 있다.
방기 (防己)	방기(댕댕이덩굴)의 뿌리	이뇨·진통제로서 신경통, 류머티즘, 관절염, 수종, 소변불리 등에 효과가 있다.
방풍 (防風)	방풍나물의 뿌리	발한·해열·해독·진통·지사·지혈제로서 감기, 두통, 관절염 등에 쓰인다.
백굴채 (白屈菜)	애기똥풀의 전초	소식·해독·진통제로서 위궤양, 위암 등에 쓰인다.
백두구 (白豆久)	백두구의 과피 (흰 육두구의 열매를 말린 것)	방향성 건위·거풍제로서 위통, 헛배부름, 소화불량, 식욕부진, 오심구토 등에 효과가 있다.
백지 (白芷)	구릿대 뿌리	진정·진통·배농·지혈제로서 감기, 비염, 축농증, 두통, 치통, 신경통, 혈액순환 장애로 인한 부인병 등에 쓰인다.

316

약명	재료	약효
백출 (白朮)	삽주의 줄기뿌리	건위·정장·이뇨제로서 부종, 위장염, 신장기능 감퇴로 인한 배뇨이상 등에 쓰인다.
별갑 (鱉甲)	자라의 등껍질을 말린 것	해열·강장제로서 체력증진, 폐경 시의 복통, 요통 등에 효과가 있다.
복령 (茯苓)	복령의 균체(菌體)	강장·진정·이뇨·항균작용이 있으며 심계항진, 근육경련, 소변불리, 갈증, 현기증 등에 효과가 있다.
복분자 (覆盆子)	산딸기 열매를 완전히 익기 전에 따서 말린 것	자양·강정·강장제로서 신체허약, 발기부전, 습관성 유정, 소변 빈삭, 유뇨 등에 효과가 있다.
빈랑 (檳榔)	빈랑나무의 씨앗	건위·소화·구충제로서 식체, 소화불량, 복통, 변비, 장내 기생충 등에 쓰인다.
사삼 (沙蔘)	더덕의 뿌리	진해·거담·강장제로서 기침, 소변불리 등에 사용한다.
사상자 (蛇床子)	뱀도랏의 열매	소담·수렴성 소염제로서 발기부전, 불임증, 피부 가려움증 등에 효과가 있다.
사인 (砂仁)	축사의 열매	안태·지사제로서 구토, 설사, 태동불안 등에 효과가 있다.
산사자 (山査子)	산사나무의 열매	건위·정장·소화·지사·진정제로서 위산과다, 소화불량, 고기 먹고 체한 경우, 복통설사 등에 쓰인다.
산수유 (山茱萸)	산수유나무의 열매	자양·강장·강정·수렴제로서 발기부전, 유정, 유뇨, 식은땀, 이명증 등에 효과가 있다.

약명	재료	약효
산약 (山藥)	참마의 뿌리	자양·강장·강정·진정·보혈제로서 식욕부진, 위장허약, 피로해소, 당뇨 등에 효과가 있다.
산조인 (山棗仁)	멧대추 씨	신경강장·수렴·최면·진정제로서 심신불안, 노이로제, 불면증, 다한증 등에 쓰인다.
산초 (山椒)	산초의 열매	건위·정장·소염·이뇨·구충제로서 식체, 구토, 설사 등에 효과가 있다.
상백피 (桑白皮)	뽕나무의 뿌리껍질	소염·해열·진해·이뇨제로서 기침, 기관지염, 천식, 부종 등에 쓰인다.
석창포 (石菖蒲)	석창포의 뿌리줄기	안신(신경을 편안하게 해줌)·거담·건위제로서 고열로 인한 정신 혼미, 이명증, 건망증, 치매 등에 효과가 있다.
세신 (細辛)	세신(족도리풀)의 뿌리	발한·해열·진통·진정·진해·거담제로서 냉증, 두통, 치통, 흉통 등에 효과가 있다.
소엽 (蘇葉)	차조기 잎	이뇨·발한·진위·진정·진해·해독제로서 감기몸살, 입덧, 태기불안, 생선이나 게 중독, 피부병, 신경증 등에 쓰인다.
소자 (蘇子)	차조기 씨앗	진해·진통·발한·해열제로서 기침, 기관지염, 위장염 등에 효과가 있다.
시호 (柴胡)	시호의 뿌리	해독·해열·진정·진통·소염제로서 감기, 황달, 간염, 치질, 이명증 등에 쓰인다.
신이 (辛夷)	백목련 또는 자목련의 꽃봉오리	진정·진통제로서 두통, 비염, 축농증의 치료약으로 쓰인다.

약명	재료	약효
십약 (十藥)	삼백초의 전초	해독·해열·소염제로서 변비, 임질, 축농증 등에 효과가 있다.
아출 (莪朮)	아출(봉출)의 뿌리	방향성 건위·거풍·진통·통경제로서 소화불량, 산후 어혈복통 등에 효과가 있다.
애엽 (艾葉)	쑥 또는 약쑥의 잎	지혈·진통제로서 대하, 생리통, 생리불순, 모든 출혈 증상에 쓰인다.
연교 (連翹)	개나리의 열매	소염·이뇨·배농·해독·통경제로서 편도선염, 종양의 염증, 피부병 등에 쓰인다.
영양각 (羚羊角)	영양의 뿔	해열·진경·혈압강하제로서 고혈압, 뇌일혈, 경련, 신경통, 히스테리 등에 효과가 있다.
영지 (靈芝)	영지버섯 말린 것	강장·진정제로서 호흡기 질환, 고혈압, 당뇨 등 성인병에 효과가 있으며 신경쇠약, 소화불량, 불면증에도 좋다.
오가피 (五加皮)	오가피나무 뿌리껍질	이수(소변을 잘 나오게 하는 작용)·강장·진통제로서 동맥경화, 저혈압, 당뇨, 발기부전, 신경통, 관절염, 류머티즘, 수종 등에 쓰인다.
오매 (烏梅)	푸른 매실을 구워 말린 것	지사·해열·진해·청량성 수렴제로서 기침, 설사 등에 쓰인다.
오미자 (五味子)	오미자 열매	자양·강장·진해·지사·수렴제로서 피로해소, 기관지염, 천식, 설사 등에 효과가 있다.
오수유 (吳茱萸)	오수유의 열매	건위·진통·이뇨제로서 불임증, 생리불순, 냉증, 구토, 두통 등에 쓰인다.

약명	재료	약효
오적골 (烏賊骨)	오징어의 뼈	고정(固精, 정액을 당겨주는 작용)·제산·지혈제로서 유정이나 대하증, 위·십이지장궤양, 위산과다, 외상출혈 등에 쓰인다.
옥죽 (玉竹)	둥굴레의 뿌리줄기	자양·강장제로서 다한·다뇨 효과가 있으며 신체허약, 유정 등에 쓰인다.
용골 (龍骨)	고대 포유동물의 화석	진정·진경제로서 심계항진, 불면증, 정신불안, 이상흥분, 두통 등에 쓰인다.
용담 (龍膽)	용담의 줄기뿌리	건위·해열·소염제로서 소화기의 충혈, 염증, 요도염, 대하, 습진, 류머티즘 등에 효과가 있다.
용안육 (龍眼肉)	용안의 열매	자양·강장·진정제로서 신경쇠약으로 인한 불면, 건망증, 기혈부족 등에 쓰인다.
우방자 (牛蒡子)	우엉의 씨앗	해독·해열·소염·배농·강장제로서 수포성 피부염, 감기로 인한 인후부 염증 등에 효과가 있다.
우슬 (牛膝)	쇠무릎지기 뿌리	강정·통경·정혈·이뇨제로서 각종 어혈 응체의 치료약이며 각기병, 관절염, 당뇨에도 효과가 있다.
울금 (鬱金)	심황의 줄기뿌리	건위·이뇨제로서 담석증, 황달에 효과가 있다.
원지 (遠志)	원지 뿌리	강장·진정·거담제로서 심장기능 강화 효과가 있으며 협심증, 기관지염, 빈혈, 불면, 건망증 등에 쓰인다.
위령선 (威靈仙)	으아리의 뿌리	진통·통경·이뇨·정장제로서 신경통, 류머티즘, 통풍, 근육통, 요통 등에 쓰인다.

약명	재료	약효
육종용 (肉蓯蓉)	육종용의 비늘줄기	지혈·강장·강정제로서 발기부전, 자궁 발육 부진, 불임증, 유뇨, 대하, 변비 등에 쓰인다.
음양곽 (淫羊藿)	삼지구엽초의 전초	보신장양·강장·강정제로서 발기부전, 류머티즘, 허리나 무릎이 약할 때, 노인성 신경통 등에 효과가 있다.
의이인 (薏苡仁)	껍질을 벗긴 율무쌀	강장·소담·소염·배농·진통·이뇨제로서 부종, 사마귀, 류머티즘, 동통(疼痛) 등에 쓰인다.
익모초 (益母草)	익모초(암눈비앗)의 지상부	생리통, 요통, 대하증, 냉증, 생리불순 등 여성질환에 사용한다.
인삼 (人蔘)	인삼 뿌리	강장·강정·건위·보혈제로서 대사기능 감소, 원기부족, 식욕부진, 빈혈 등에 효과가 있다.
인진 (茵蔯)	사철쑥의 어린 싹	이뇨, 소염, 황달, 신경통, 지혈 등에 효과가 있다.
자근 (紫根)	지치의 뿌리	해열·해독·항염제로서 홍역예방, 궤양 등에 사용하며 종양, 화상, 습진, 수포 등에도 효과가 있다.
작약 (芍藥)	작약의 뿌리	근육을 풀어주고, 혈액순환을 좋게 한다. 백작약은 진통 효과가 강하고 복통, 헛배부름에 쓰이며 적작약은 양혈·활혈·이뇨 효과가 있으며 생리통, 생리불순 같은 여성질환에 쓰인다.
저령 (豬苓)	저령버섯의 균체	이뇨·해열·항균·진정·지갈제로서 황달, 신장질환, 소변불리, 갈증 등에 효과가 있다.

약명	재료	약효
전호 (前胡)	바디나물의 뿌리	해열·거담·진해제로서 기침감기, 가래, 천식, 구토 등에 쓰인다.
정향 (丁香)	정향나무의 꽃봉오리	방향성 건위제로서 소화기능을 촉진하고 구토, 위장 허약, 남자 양위, 여자 음냉에 효과가 있다.
조구등 (釣鉤藤)	조구등 가시	거풍·진정·진통제로서 혈압강하 효과가 있어 고혈압 환자에게 좋으며 류머티즘, 정신불안, 임신자간, 두통, 현기증 등에도 쓰인다.
지골피 (地骨皮)	구기자나무 뿌리껍질	해열·강정·강장제로서 폐결핵, 기침, 천식, 구갈, 토혈, 다한증 등에 쓰인다.
지실 (枳實)	탱자의 어린 열매	방향성 건위·거담·행기·진통제로서 위장기능 강화, 소화불량, 식체, 자궁수축, 탈항, 두드러기 같은 피부병 등에 효과가 있다.
지황 (地黃)	지황 뿌리	강장·강정·진통·보혈제로서 고혈압, 간장병, 당뇨, 빈혈, 신체허약, 도한, 유정 등에 쓰이며 보혈(補血)에는 숙지황, 태동불안에는 건지황을 쓴다.
진피 (陳皮)	귤껍질	방향성 건위·거담제로서 신경성 소화장애, 식욕부진, 감기, 기침, 구토에 효과가 있다.
차전자 (車前子)	질경이 씨앗	소염·이뇨·진해·지사제로서 배탈설사, 신염, 방광염, 요도염, 소변불리, 눈병 등에 쓰인다.
창이자 (蒼耳子)	도꼬마리의 열매	해열·발한·진경제로서 풍한두통, 비염, 축농증, 류머티즘 등에 쓰인다.

약명	재료	약효
창출 (蒼朮)	삽주의 줄기뿌리	거풍·산한(차가운 기운을 몰아내줌)·조습(燥濕)·건위 효과가 있으며 소화불량, 구토, 부종, 관절 동통 등에 쓰인다.
천궁 (川芎)	궁궁이의 줄기뿌리	강장·진정·진통·구어혈·혈액보충제로서 혈액순환 개선, 두통, 빈혈, 냉증, 생리불순, 생리통 등에 쓰인다.
천남성 (天南星)	천남성 뿌리	진경(경련을 진정시켜줌)·거담·거풍 효과가 있으며 중풍, 안면 신경마비, 반신불수, 파상풍, 전간 등에 쓰인다.
천마 (天麻)	천마 줄기뿌리	강장·진정·진경제로서 두통, 현기증, 히스테리, 류머티즘의 동통 등에 쓰인다.
천문동 (天門冬)	천문동 뿌리	청열·윤조(건조한 것을 윤택하게 해줌)·자양·강장·진해·이뇨제로서 해혈(咳血, 기침할 때 피가 섞여 나오는 증상), 폐렴, 기관지염, 신우신염 등에 쓰인다.
초두구 (草豆久)	초두구의 열매	건비·조습·지구(구토증상을 없애주는 작용)제로서 식욕부진, 설사복통 등에 쓰인다.
치자 (梔子)	치자나무의 열매	소염·진정·진통·지혈·해열·이뇨제로서 위염, 구내염, 황달, 두통, 타박상 등에 쓰인다.
택사 (澤瀉)	택사의 덩이뿌리	이뇨·지갈(갈증해소)·지사제로서 신염, 네프로제, 방광염 등에 쓰인다.
토복령 (土茯苓)	청미래덩굴의 덩이뿌리	해독·이뇨제로서 만성 피부질환, 매독, 임질, 유사 소아마비 등에 쓰인다.

약명	재료	약효
토사자 (兎絲子)	새삼의 씨앗	강장·강정제로서 발기부전, 유정, 요통 등에 효과가 있다.
파극천 (巴戟天)	파극천 뿌리	강근골(근육과 뼈를 단단하게 해줌)·강장·강정 효과가 있으며 양위, 조루 등에 쓰인다.
패모 (貝母)	패모의 비늘뿌리	윤폐(폐를 윤택하게 해줌)·배농·진해·거담제로서 번열(가슴이 답답하고 열이 나는 증상), 목의 통증, 기침, 현기증, 갈증 등에 효과가 있다.
패장 (敗醬)	뚜깔나물의 뿌리	청열·이뇨·소염·해독·배농·구어혈제로서 충수염, 산후복통 등에 쓰인다.
포공영 (蒲公英)	민들레의 전초	해열·해독·소염·건위·최유(젖을 잘 나오게 해줌)·이뇨제로서 눈병, 인후염, 유방염, 자궁염, 늑막염, 임질, 모유부족 등에 쓰인다.
포부자 (炮附子)	바곳의 덩이뿌리	신진대사를 촉진하며 양기부족, 허약체질의 복통 및 설사, 관절의 마비, 동통 등에 효과가 있다.
하수오 (何首烏)	박주가리(은조롱) 덩이뿌리	강장·강정·양혈(피를 생산하는 데 도움을 줌)·배농으로서 유정, 대하, 허리와 무릎통증 등에 쓰인다.
행인 (杏仁)	살구 씨앗	진해·거담·이뇨·통변제로서 노인성 변비, 부종, 천식, 호흡곤란 등에 쓰인다.
향부자 (香附子)	사초의 덩이뿌리	방향성 건위·통경·진통·진정·구어혈제로서 스트레스로 인한 정신불쾌감, 소화불량, 신경성 두통, 위통, 복통, 생리불순과 같은 여성질환에 효과가 있다.

약명	재료	약효
향유 (香薷)	향유(노야기)의 전초	발한·이수·소종(종양(종기)을 없애줌) 효과가 있으며 여름감기, 부종 등에 쓰인다.
현삼 (玄蔘)	현삼의 뿌리	자음(음을 보충해줌)·윤조·소염제로서 구갈번열, 인후종통 등에 쓰인다.
현호색 (玄胡索)	현호색의 덩이뿌리	진통·진경·통경제로서 두통, 위통, 복통, 생리통 등에 쓰인다.
형개 (荊芥)	형개의 꽃봉오리 또는 전초	발한·해열·해독·지혈·진경제로서 감기로 인한 발열, 유행성 감기, 두통, 목의 통증, 종기, 코피, 혈변 등에 효과가 있다.
호초 (胡椒)	후추나무의 미성숙한 열매	발한·해독·건위제로서 소화불량, 설사, 복통, 냉리(冷痢) 등에 쓰인다.
호황련 (胡黃蓮)	호황련의 뿌리	건위·정장·해열제로서 치질, 소아들의 소모성 질환 등에 효과가 있다.
홍화 (紅花)	홍화(잇꽃)의 꽃봉오리	통경·진통·정혈제로서 생리불순을 비롯한 부인병, 갱년기 장애, 혈액순환 장애 등에 효과가 있다.
황금 (黃芩)	속썩은풀의 뿌리	소염·해열·지혈·안태 효과가 있으며 설사, 구토, 혈압강하, 위염, 장염 등에 쓰인다.
황기 (黃芪)	단너삼 뿌리	강장·배농·지한(땀 나는 것을 멎게 해주는 작용)·이뇨제로서 피부영양, 혈압강하, 원기회복, 식은땀, 자한, 도한, 부종 등에 쓰인다.

약명	재료	약효
황련 (黃蓮)	황련(깽깽이풀)의 줄기뿌리	건위·진정·소염·청열·지혈·살균제로 서 정신불안, 신경쇠약, 염증, 출혈증상 등에 효과가 있다.
황백 (黃柏)	황백나무의 속껍질	건위·정장·소염·청열·조습제로서 황 달, 대하, 염증, 타박상, 뼛속이 후끈거리 는 골증조열 등에 사용한다.
황정 (黃精)	진황정의 덩이뿌리	보비(비장을 튼튼하게 해줌)·윤폐·자 양·강장 효과가 있으며 고혈압, 당뇨 병의 소갈증, 심번(心煩), 혈당과다 등 에 쓰인다.
회향 (茴香)	회향풀의 열매	방향성 건위·정장·진통·거담제로서 병 후의 허약자, 위장질환, 복통, 산통 등에 효과가 있다.
후박 (厚朴)	후박나무 껍질	건위·정장·진정·수렴·이뇨·거담제로 서 흉복부 팽만감, 식욕부진, 복통, 변비, 신경증상 등에 효과가 있다.

한 권으로 읽는 상식&비상식 시리즈

 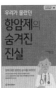

우리가 몰랐던 **웃음 치료의 놀라운 기적** 후나세 슌스케 지음 | 이요섭·김채송화 옮김 | 14,500원

우리가 몰랐던 **항암제의 숨겨진 진실** 후나세 슌스케 지음 | 김하경 옮김 | 14,500원

우리가 몰랐던 **암 자연치유 10가지 비밀** 후나세 슌스케 지음 | 이정은 옮김 | 13,500원

우리가 몰랐던 **암의 비상식** 시라카와 타로 지음 | 이준육·타키자와 야요이 옮김 | 14,000원

우리가 몰랐던 **마늘 요리의 놀라운 비밀** 주부의 벗사 지음 | 한재복 편역 | 백성진 요리·감수 | 12,900원

우리가 몰랐던 **어깨 통증 치료의 놀라운 기적** 박성진 지음 | 올컬러 | 16,000원

우리가 몰랐던 **목 통증 치료의 놀라운 비밀** 박문수 지음 | 13,500원

    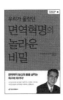

우리가 몰랐던 **냉기제거의 놀라운 비밀** 신도 요시하루 지음 | 고선윤 옮김 | 15,000원

우리가 몰랐던 **냉기제거 반신욕 건강백서** 신도 요시하루 지음 | 고선윤 옮김 | 14,000원

우리가 몰랐던 **턱관절 통증 치료의 놀라운 비밀** 로버트 업가르드 지음 | 권종진 감수 | 15,000원 **eBook 구매 가능**

우리가 몰랐던 **야채수프의 놀라운 기적** 다테이시 가즈 지음 | 예술자연농식품 감수 | 강승현 옮김 | 14,000원

우리가 몰랐던 **면역혁명의 놀라운 비밀** 아보 도오루·후나세 슌스케·기준성 지음 | 박주영 옮김 | 14,000원

우리가 몰랐던 **당뇨병 치료 생활습관의 비밀** 오비츠 료이치 외 지음 | 박선무·고선윤 옮김 | 15,000원

우리가 몰랐던 **자연재배 놀라운 기술** 기무라 아키노리 지음 | 도라지회 옮김 | 15,000원

우리가 몰랐던 **유전자 조작 식품의 비밀** 후나세 슌스케 지음 | 고선윤 옮김 | 15,000원

우리가 몰랐던 **눈이 좋아지는 하루 5분 시력 트레이닝** 로버트 마이클 카플란 지음 | 14,000원 **eBook 구매 가능**

우리가 몰랐던 **백신의 놀라운 비밀** 후나세 슌스케 지음 | 김경원 옮김 | 15,000원 **eBook 구매 가능**

한승섭 박사의 **전립선 치료 10일의 기적** 한승섭·한혁규 지음 | 15,000원

혈액을 맑게 하는 지압 동의보감 세리자와 가츠스케 지음 | 김창환·김용석 편역 | 25,000원

암 치유 면역력의 놀라운 힘 장석원 지음 | 15,000원

우리가 몰랐던 **백년 건강 동의보감** 한승섭·한혁규 지음 | 16,000원

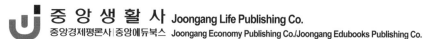

중앙생활사 Joongang Life Publishing Co.
중앙경제평론사 | 중앙에듀북스 Joongang Economy Publishing Co./Joongang Edubooks Publishing Co.

중앙생활사는 건강한 생활, 행복한 삶을 일군다는 신념 아래 설립된 건강·실용서 전문 출판사로서
치열한 생존경쟁에 심신이 지친 현대인에게 건강과 생활의 지혜를 주는 책을 발간하고 있습니다.

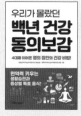

우리가 몰랐던 **백년 건강 동의보감**

초판 1쇄 발행 | 2021년 5월 25일
초판 2쇄 발행 | 2021년 7월 15일

지은이 | 한승섭(SeungSub Han)·한혁규(HyukKyu Han)
펴낸이 | 최점옥(JeomOg Choi)
펴낸곳 | 중앙생활사(Joongang Life Publishing Co.)

대　　표 | 김용주
책임편집 | 이상희
본문디자인 | 박근영

출력 | 삼신문화 종이 | 한솔PNS 인쇄 | 삼신문화 제본 | 은정제책사

잘못된 책은 구입한 서점에서 교환해드립니다.
가격은 표지 뒷면에 있습니다.

ISBN 978-89-6141-269-8(03510)

등록 | 1999년 1월 16일 제2-2730호
주소 | ㉾ 04590 서울시 중구 다산로20길 5(신당4동 340-128) 중앙빌딩
전화 | (02)2253-4463(代) 팩스 | (02)2253-7988
홈페이지 | www.japub.co.kr 블로그 | http://blog.naver.com/japub
페이스북 | https://www.facebook.com/japub.co.kr 이메일 | japub@naver.com
♣ 중앙생활사는 중앙경제평론사·중앙에듀북스와 자매회사입니다.

Copyright ⓒ 2021 by 한승섭·한혁규
이 책은 중앙생활사가 저작권자와의 계약에 따라 발행한 것이므로 본사의 서면 허락 없이는
어떠한 형태나 수단으로도 이 책의 내용을 이용하지 못합니다.
※이 책은 《명의가 가르쳐주는 가정 동의보감》을 독자들의 요구에 맞춰 새롭게 출간하였습니다.

도서
주문　**www.japub.co.kr**
　전화주문 : 02) 2253 - 4463

중앙생활사에서는 여러분의 소중한 원고를 기다리고 있습니다. 원고 투고는 이메일을 이용해주세요.
최선을 다해 독자들에게 사랑받는 양서로 만들어 드리겠습니다. **이메일** | japub@naver.com